生物电子学
在医疗器械领域的应用

Bioelectronics and Medical Devices
Applications and Technology

主编　［印］格丽玛·斯利瓦斯塔瓦（Garima Srivastava）
　　　［印］曼菊·卡哈瑞（Manju Khari）
主译　楼晓敏　孔灿红

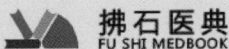

图书在版编目（CIP）数据

生物电子学在医疗器械领域的应用 /（印）格丽玛·斯利瓦斯塔瓦（Garima Srivastava），（印）曼菊·卡哈瑞（Manju Khari）主编；楼晓敏，孔灿红主译. —沈阳：辽宁科学技术出版社，2023.1
ISBN 978-7-5591-2801-0

Ⅰ.①生… Ⅱ.①格… ②曼… ③楼… ④孔… Ⅲ.①生物电子学—应用—医疗器械 Ⅳ.① TH772

中国版本图书馆 CIP 数据核字（2022）第 212907 号

First edition published in English under the title *Bioelectronics and Medical Devices: Applications and Technology*, 1st Edition/ edited by Garima Srivastava, Manju Khari/ ISBN 9781774638088
© 2022 Apple Academic Press, Inc.
Authorized translation from the English language edition co-published by Apple Academic Press and CRC Press, a member of the Taylor & Francis Group, LLC
All Rights Reserved.

本书原版由 Apple Academic 出版公司与 Taylor & Francis 出版集团旗下 CRC 出版公司联合出版，并经其授权翻译出版。版权所有，侵权必究。

Liaoning Science and Technology Publishing House Ltd. is authorized to publish and distribute exclusively the Chinese (Simplified Characters) language edition. This edition is authorized for sale throughout Mainland of China. No part of the publication may be reproduced or distributed by any means, or stored in a database or retrieval system, without the prior written permission of the publisher.

本书中文简体翻译版授权由辽宁科学技术出版社有限责任公司独家出版并仅限在中国大陆地区销售。未经出版者书面许可，不得以任何方式复制或发行本书的任何部分。

Copies of this book sold without a Taylor & Francis sticker on the cover are unauthorized and illegal. 本书封面贴有 Taylor & Francis 公司防伪标签，无标签者不得销售 .

著作权登记号 06-2022-80

版权所有　侵权必究

出版发行：辽宁科学技术出版社
　　　　　北京拂石医典图书有限公司
　　　　　地址：北京海淀区车公庄西路华通大厦 B 座 15 层
联系电话：010-57262361/024-23284376
E-mail：fushimedbook@163.com
印　刷　者：北京天恒嘉业印刷有限公司
经　销　者：各地新华书店

幅面尺寸：170mm×240mm	
字　　数：368 千字	印　张：15.5
出版时间：2023 年 1 月第 1 版	印刷时间：2023 年 1 月第 1 次印刷
责任编辑：李俊卿	责任校对：梁晓洁
封面设计：潇　潇	封面制作：潇　潇
版式设计：天地鹏博	责任印制：丁　艾

如有质量问题，请速与印务部联系　　　　　联系电话：010-57262361

定　　价：128.00 元

内容提要

《生物电子学在医疗器械领域的应用》提供了有关当今生物医学最新应用的大量信息。本书涵盖了生物医学应用方面广泛使用的概念和技术，讨论了诸如物联网、电子药丸、生物医学传感器、支持向量机、无线设备、电子医疗中的图像和信号处理以及机器学习等现代科技。本书还讨论了不同的天线类型，包括应用于生物医学的射频能量收集天线。本书有三个章节介绍用于生物医学领域的各种天线，这也彰显了本书的独特性，因为这些信息在现阶段的生物医学工程领域还未进行广泛讨论。另外，本书还探讨了用于生物医学领域的相关设备及软件。

翻译委员会

主　审	郑　焜	浙江大学医学院附属儿童医院
	周庆利	浙江大学医学院附属第四医院
主　译	楼晓敏	浙江大学医学院附属杭州市胸科医院
	孔灿红	浙江大学医学院附属杭州市胸科医院
副主译	叶　俊	浙江大学医学院附属杭州市第七人民医院
	虞　湛	华东师范大学
	应　悦	浙江大学医学院附属第二医院
	万国锋	杭州市中医院
	钱雷鸣	浙江大学医学院附属杭州市胸科医院
译　者	郑彩仙	浙江大学医学院附属儿童医院
	金　铭	浙江大学医学院附属杭州市第一人民医院
	封建颖	杭州市儿童医院
	刘冬冬	杭州市中医院
	查　敏	浙江大学医学院附属杭州市胸科医院
	金阳光	浙江大学医学院附属杭州市胸科医院
	袁夏冰	浙江大学医学院附属杭州市胸科医院
	马韵徐子	浙江大学医学院附属杭州市胸科医院
	胡惠娟	浙江大学医学院附属杭州市胸科医院

原著主编简介

Garima Srivastava, 博士

助理教授，印度 Ambedkar 安贝卡尔先进通信技术研究所，印度德里国家首都辖区

  Garima Srivastava 博士是位于印度德里国家首都辖区的 Ambedkar 安贝卡尔先进通信技术研究所的助理教授。她有超过 15 年的教学经验。她的研究领域包括无线通信、MIMO 技术、物联网、微带天线、UWB 天线以及可重构和圆极化天线。她在 IEEE、ACM、Springer、Inderscience 和 Elsevier 出版的国内和国际权威期刊上发表了超过 25 篇论文，并在许多会议上发表过演讲。她主持了许多 IEEE 会议，并在射频和微波领域组织了不同的学术研讨会。她是 IEEE 国际会议和期刊的技术项目委员会成员，在许多学术机构的会议上发表过专家演讲，还撰写了智能天线主题的书籍章节。她拥有 University of Allahabad 印度阿拉哈巴德大学电子与通信工程博士学位和电子工程硕士学位。

Manju Khari, 博士

助理教授，印度 Ambedkar 安贝卡尔先进通信技术研究所，印度德里国家首都辖区

  Manju Khari 博士是位于印度德里国家首都辖区、隶属于 Guru Gobind Singh Indraprastha 大学的 Ambedkar 先进通信技术研究所的助理教授。她的研究领域包括软件测试、软件质量、软件度量、信息安全、优化和自然启发算法。她在 IEEE、ACM、

Springer、Inderscience 和 Elsevier 等国内外权威期刊和会议上发表了 70 篇论文，并参与了 Springer 出版的书籍的编撰工作。她还是国家教育研究与培训委员会出版的两本书的合著者。

她曾在国际会议上发表过专家演讲和客座演讲，是印度 Hyderabad 海得拉巴国际会议技术项目委员会的成员，也是多个国际和国家研究协会的终身会员。此外，她与许多国际出版商有合作，是 International Journal of Advanced Intelligence Paradigms 的客座编辑、International Journal of Forensic Engineering 的审稿人以及 International Journal of Software Engineering and Knowledge Engineering 的编委。

Khari 博士拥有印度巴特那国立技术学院的计算机科学与工程博士学位，并在隶属于 Guru Gobind Singh Indraprastha 大学的 Ambedkar 先进通信技术研究所（前身为 Ambedkar 理工学院）获得信息安全硕士学位。

原著编委会

Sarita Ahlawat
Ambedkar Institute of Advanced Communication Technologies and Research, Delhi–110031, India,
E-mail: saritaahlawat4@gmail.com

Sushmita Bhushan
Department of ECE, Ambedkar Institute of Advanced Communication Technologies and Research, Delhi, India, E-mail: Sushmita.iert@gmail.com

Dimple Chandra
Assistant Professor, Computer Science and Engineering Department, NIET, Greater Noida, Uttar Pradesh, India, E-mail: dimplechandra1988@gmail.com

Renu Dalal
Assistant Professor, Computer Science and Engineering Department, AIACT&R, GGSIPU, Delhi, India, E-mail: dalalrenu1987@gmail.com

Binod Kumar Kanaujia
School of Computational and Integrative Sciences, Jawaharlal Nehru University, New Delhi–110067, India, E-mail: bkkanaujia@ieee.org

Manju Khari
Assistant Professor, Computer Science and Engineering Department, Ambedkar Institute of Advanced Communication Technologies and Research, GGSIPU, Geeta Colony, Delhi–110031, India, E-mail: manjukhari@yahoo.co.in

Sachin Kumar
School of Electronics Engineering, Kyungpook National University, Daegu–41566, Republic of Korea; Department of Electronics and Communication Engineering, SRM Institute of Science and Technology, Chennai – 603203, India,
E-mail: gupta.sachin0708@gmail.com

Sanjeev Kumar
Department of ECE, Ambedkar Institute of Advanced Communication Technologies and Research, Delhi, India, E-mail: skgaale@gmail.com

Deepti Mishra
Associate Professor, G. L. Bajaj Institute of Technology and Management, Greater Noida, India,
E-mail: itsdeepti.s@gmail.com

Sandeep Kumar Palaniswamy
Department of Electronics and Communication Engineering, SRM Institute of Science and Technology, Chennai–603203, India

Divya Prakash Pattanayak
MTech Student, Department of Electronics and Communication, Ambedkar Institute of Advanced Communication Technologies and Research. New Delhi. India

Surya Prakash Pattanayak
MTech Student, Department of Electronics and Communication,
Ambedkar Institute of Advanced Communication Technologies and Research, New Delhi, India,
E-mail: suryankbabu@gmail.com

Thipparaju Rama Rao
Department of Electronics and Communication Engineering,
SRM Institute of Science and Technology, Chennai–603203, India

Shobhit Saxena
Department of Electronics Engineering, Indian Institute of Technology (Indian School of Mines), Dhanbad–826004, India

Shailesh
Ambedkar Institute of Advanced Communication Technologies and Research, Delhi–110031, India,
E-mail: shailesh.jayant404@gmail.com

Ajay Sharma
Associate Professor, Department of Electronics and Communication Engineering,
United College of Engineering and Research, Naini, Prayagraj, Uttar Pradesh–211010, India,
E-mail: ajaysharma.ucer@gmail.com

Shikhar Sharma
Ambedkar Institute of Advanced Communication Technologies and Research, Geeta Colony, Delhi–110031, India

Hanuman Prasad Shukla
Professor, Department of Electronics and Communication Engineering,
United College of Engineering and Research, Naini, Prayagraj, Uttar Pradesh–211010, India,
E-mail: hpshukla@united.ac.in

Neeta Singh
Ambedkar Institute of Advanced Communication Technologies and Research, Delhi–110031, India,
E-mail: neeta.singh90@gmail.com

Garima Srivastava
Department of Electronics and Communication Engineering,
Ambedkar Institute of Advanced Communication Technologies and Research, Delhi–110031, India,
E-mail: garima.shrivastav@aiactr.ac

原著前言

本书介绍了当前新兴的技术信息和行业资讯,对于在生物医疗领域工作的本科生、研究生和博士生,以及对最新生物医学技术感兴趣的科学家和医疗专业人员而言,具有极高的参考价值。本书旨在引导读者了解生物电子学新技术在生物医学领域的不同应用。简要概述了医疗保健与物联网的关系,还介绍了医学图像和信号处理,并讨论了生物电子技术在医疗卫生体系中的应用,以及机器学习(Machine Learning,ML)与生物信息学之间的关系。为了让所有概念都得到有效的诠释,书中使用了大量的插图和示例。具体概念的理论分析、陈述和物理学解释都简洁清晰,以便读者能够轻松掌握主题。本书还重点介绍了生物电子学相关的关键方程式和公式,另外还讨论了生物医学领域软件的实施和硬件设备的使用。

译者序

生物电子学在医疗器械领域的应用已经非常广泛，从可穿戴设备到大型医疗器械都不同程度地采用了生物电子学相关技术，代表着医疗器械一个重要的发展方向，生物电子学与医疗器械的结合将有效提升医疗的可及性，通过各种传感器实现与生命的对话，能够让患者和医生快速了解与生命活动相关的信息，及时进行干预或治疗。

我一直在国内三甲医院从事医疗器械领域的管理和学术工作，也在着力探索生物电子学在医疗器械领域的应用前景，非常希望有一本能够系统阐述该学科的相关知识体系和应用方向的工具书，让很多像我一样的从业者可以随时参考，推动国内相关领域的创新和发展，但国内这方面的著作相对匮乏。经辽宁科学技术出版社李俊卿老师推荐，购买到了Garima Srivastava 和 Manju Khari 两位教授所著《BIOELECTRONICS AND MEDICAL DEVICES：Application and Technology》一书的版权，两位原著主编都是该领域的佼佼者，且研究方向各有侧重，前者是基础研究领域的专家，后者是计算机软件和算法方面的专家，可谓天作之合。该书内容全面，深入浅出，正是我梦寐以求且苦苦寻找的专业著作。

我迫切希望将该书推荐给国内的读者，萌生了翻译的念头，于是召集学术同行组成了翻译团队，在将近半年的翻译工作中，团队成员分工合作，查阅相关资料，不断进行探讨修正，力求准确还原和表达原著的意义，减少因翻译导致的偏差，使得该书中文版终于可以在国内面世，希望以我们的绵薄之力推动行业和技术的发展。

在本书的翻译过程中，得到了众多专家学者的支持和帮助，在此特别要感谢郑琨、周庆利为本书提供重要的学术指导，也要感谢孔灿红、叶俊、应悦、万国锋、钱雷鸣、虞湛承担了大量的翻译和修订工作，以及金阳光、郑彩仙、金铭、封建颖、查敏、刘冬冬、袁夏冰、马韵徐子、胡惠娟为本书的翻译和出版所做的基础工作，因为你们的辛勤付出，才使得该书的翻译和出版工作快速而圆满地完成，谢谢你们！

　　本书内容专业广泛，涉及的知识点较多，由于我个人能力的局限性，在翻译过程中难免会有纰漏或不当之处，敬请读者批评指正！

楼晓敏
2022.11.11

目 录

第一章 物联网在医疗和健康监测中的应用 ················· 1
   1.1 引言 ··· 2
   1.2 医疗的最新动态 ·· 4
   1.3 用于医疗和健康监测的物联网基础设施 ············· 5
   1.4 应用领域 ·· 6
   1.5 安全问题 ·· 11
   1.6 安全方法论 ·· 12
   1.7 挑战 ··· 13
   1.8 结论及未来展望 ·· 14
   关键词 ··· 15
   参考文献 ··· 15

第二章 应用于生物医学的天线 ································· 19
   2.1 引言 ··· 20
   2.2 植入式天线的分类 ·· 21
   2.3 插槽天线 ·· 23
   2.4 偶极子天线 ·· 27
   2.5 天线阵列 ·· 31
   2.6 圆极化（CP）天线 ··· 36
   2.7 其他天线 ·· 44
   2.8 小结 ··· 51
   关键词 ··· 51

参考文献 · · · · · · 51

第三章 基于开口谐振环的生物医学传感器 · · · · · · 55
    3.1 超材料 · · · · · · 56
    3.2 超材料的分类 · · · · · · 57
    3.3 开口谐振环的参数 · · · · · · 59
    3.4 用于生物传感的开口谐振环天线 · · · · · · 63
    3.5 在微波波段单独使用开口谐振环进行 DNA 传感 · · · · · · 66
    3.6 基于非对称开口谐振环的生物传感器用于无标记型应力生物标志物的检测 · · · · · · 68
    3.7 用于快速检测血浆中葡萄糖含量的缺陷地面开口谐振环 · · · · · · 69
    3.8 小结 · · · · · · 72
    关键词 · · · · · · 72
    参考文献 · · · · · · 72

第四章 基于支持向量机的软件故障易发性评估及其生物医学应用 · · · · · · 75
    4.1 使用支持向量机预测软件故障倾向 · · · · · · 76
    4.2 有关软件故障易发性预测研究 · · · · · · 78
    4.3 研究方法 · · · · · · 80
    4.4 结果及讨论 · · · · · · 91
    4.5 小结 · · · · · · 97
    关键词 · · · · · · 98
    参考文献 · · · · · · 98

第五章 射频能量收集天线在生物医学方面的应用 · · · · · · 103
    5.1 引言 · · · · · · 104
    5.2 监测健康状况的不同方式 · · · · · · 105
    5.3 物联网在医疗行业的应用 · · · · · · 116

5.4 物联网医疗的安全问题 ………………………………………… 116
5.5 小结 …………………………………………………………… 118
关键词 ……………………………………………………………… 119
参考文献 …………………………………………………………… 119

第六章　图像与信号处理在数字医疗中的应用 ………………… 123
6.1 引言 …………………………………………………………… 124
6.2 磁共振 ………………………………………………………… 126
6.3 血管造影术 …………………………………………………… 129
6.4 超声 …………………………………………………………… 133
6.5 什么是多普勒成像？ ………………………………………… 137
6.6 乳腺 X 线检查 ………………………………………………… 139
6.7 腹腔镜检查 …………………………………………………… 141
6.8 脑电图 ………………………………………………………… 143
6.9 小结 …………………………………………………………… 145
关键词 ……………………………………………………………… 145
参考文献 …………………………………………………………… 146

第七章　无线电子药丸在生物医学应用中的可行性分析 ……… 147
7.1 引言 …………………………………………………………… 148
7.2 电子药丸中使用的技术 ……………………………………… 150
7.3 电子药丸的无线遥测技术及实用性分析 …………………… 152
7.4 小结 …………………………………………………………… 156
关键词 ……………………………………………………………… 156
参考文献 …………………………………………………………… 156

第八章　小型圆极化单极子天线在生物医学中的应用 ………… 159
8.1 引言 …………………………………………………………… 160

8.2 天线的结构 …………………………………… 161
8.3 结果讨论 ……………………………………… 163
8.4 小结 …………………………………………… 174
关键词 ………………………………………………… 179
参考文献 ……………………………………………… 179

第九章 机器学习在生物信息学中的应用和实践 ………… 181

9.1 引言 …………………………………………… 181
9.2 机器学习（ML）前概念 ……………………… 183
9.3 机器学习（ML）算法的工作原理 …………… 184
9.4 机器学习（ML）算法的案例研究和实证评估 …… 190
9.5 医疗聊天机器人 ……………………………… 194
9.6 小结 …………………………………………… 196
关键词 ………………………………………………… 197
参考文献 ……………………………………………… 197

第十章 生物医学遥测天线的应用 ……………………… 199

10.1 引言 ………………………………………… 200
10.2 天线的基本原理 …………………………… 201
10.3 可穿戴天线 ………………………………… 202
10.4 可植入天线 ………………………………… 205
10.5 可摄入天线 ………………………………… 208
10.6 小结及未来研究方向 ……………………… 211
关键词 ………………………………………………… 212
参考文献 ……………………………………………… 212

缩略语 ……………………………………………………… 217
索引 ………………………………………………………… 221

第一章

物联网在医疗和健康监测中的应用

DEEPTI MISHRA

Associate Professor, G. L. Bajaj Institute of Technology and Management, Greater Noida, India, E-mail: itsdeepti.s@gmail.com

摘要

物联网（Internet of things, IoT）加持的设备便于患者和用户处理医疗问题，同时因其广泛的适应性，更有利于健康监测。物联网为医学领域提供了诸多有价值的应用，前景无量。由于医疗服务价格高昂，此类与医疗相关的物联网设备被越来越多的人所使用，并迅速得到使用者的认可。这些医疗设备可以收集有关用户疾病症状的有价值的信息，当其连接到网络时，还能提供实时症状监测。联网的医疗设备可以支持远程监护，患者可以更便利地定期监测自己的并发症，从而更好地调整治疗方案。在医疗设备中应用物联网的方法很多，例如可穿戴的健身手环，它可以监测心率、步数、血压，从而为使用者提供个性化医疗。持续血糖监测仪是一种通过物联网实现的医疗设备，可用于不间断地监测糖尿病患者的血糖水平。本章介绍了物联网在各种生物医学设备上的概念、功能及应用，这些设备可用于患者和医生的医疗和健康监测。

1.1 引言

物联网（IoT）是一个功能与应用都很广泛的设备系统，它可以通过互联网以非常安全的方式进行实时的通信、共享和数据传输，这意味着设备完全能够使用通信信道检索并传输信息。例如，当连接互联网时，我们可以在任何地方看书、读报或找工作。这些信息并非存储在同一位置，而是在手机搜索关键字时，将不同来源的信息显示在单次搜索中。物联网应用异构技术，如数据挖掘、机器学习（ML）、实时分析、各种软件平台、操作系统、网络和电子设备，以实现系统的高效运行。物联网的优势在于，可以根据设备实时收集的信息检测并感知实际情况[1]。我们所说的医疗物联网（IoMT）包括了与移动设备相连以收集数据的传感器，它还能进一步地与电子病历相连。

数据分析公司的数据表明，物联网的市场规模在2018年已达到1300亿美元，到2023年将达到3180亿美元。根据互联网数据中心（IDC）全球技术的数据，2022年物联网支出可能达到1.2万亿美元。全球物联网市场规模将从2016年的1570亿美元增长到2020年的4570亿美元。

无论是在工程、商业还是医疗领域，物联网都飞速发展[2]。它的应用领域广泛，其中一个新兴领域是医疗和健康监测，如图1.1所示。

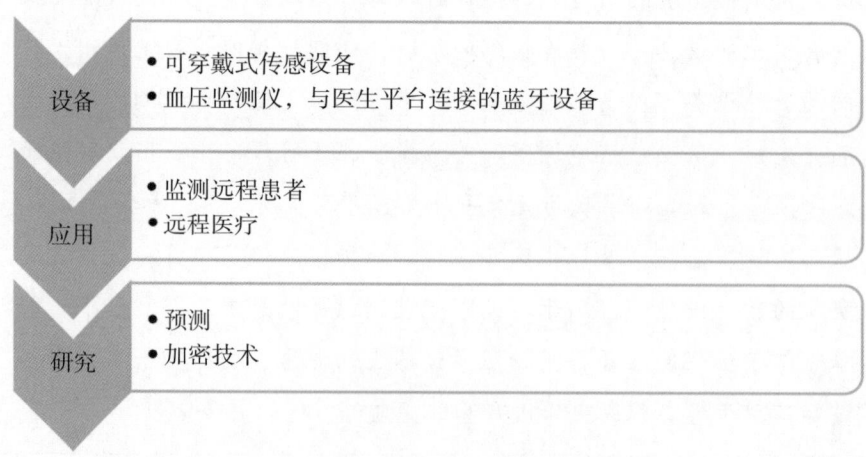

图 1.1 物联网在医疗中的应用和服务

当物联网应用于医疗时，它通过整合 APP、设备与互联网的功能，向医疗服务提供者提供准确实时的患者统计数据以供诊断[3]。健康管理中的物联网通过远程监控患者、感知紧急情况和专注的个人医疗，为医院外的患者提供个性化监护[4]。

物联网在医疗领域有各种各样的应用，如远程医疗、血压监测仪、带传感设备的衣服、脉搏血氧仪、血糖监测仪、测量脑电波的耳机、监测心率的可穿戴设备、监测睡眠障碍的设备、计步器、婴儿监测仪等[5,6]。

1.1.1 物联网在医疗中的优势

物联网在医疗方面前途光明，它可为患者提供价廉的个性化监护[7,8]：

1. 成本－效益　物联网为患者提供了实时监测，从而降低了实验室检查、就医和再入院的成本。

2. 先进的疾病管理方案　有了物联网支持的医疗设备，患者可以快速诊断疾病，并获得精准的治疗方案，同时，也能更容易发现紧急情况。

3. 个性化护理　由于带有物联网的医疗设备能够提供专门的护理、更好的疾病诊断和早期的治疗，患者能够获得个性化的关注，使其在诊疗过程中更放松。

4. 改善治疗效果　这使得患者能居家治疗。物联网支持的医疗设备有传感器的加持，能够收集数据并对其进行分析，以便进一步治疗。这些收集的数据也将传输给医生或医院，这样，患者能够得到更好的治疗。

5. 远程观察患者　这是远程医疗的一个非常明显的优势，仅通过智能手机便能实现。这使得那些在当地没有良好的医院及医生的患者在家就能享受医疗服务。患者可以在家中接受监测和检查，并能得到高效的治疗[9]。无法前往医院的老年人也能在家中得到个性化的护理。

6. 实时维护医疗记录　物联网医疗服务提供集中的医疗护理，同时，它也可以有序地维护医疗记录。监测设备保存的数据也可以发送给医生、实验室或技术人员，以便日后进一步诊断疾病。

7. 进一步遏制医疗浪费　及时收集并迅速、准确地显示患者信息，并将其传输给医生,实现精确诊断,这样基本杜绝了医疗浪费的可能性,同时也减少了不必要的检查,不会拖延时间。

8. 减少错误　由于智能手机和物联网的使用,文书错误、打印错误、沟通障碍、对价值观或数据的误解少之又少,使得出错的几率大大降低。

涉及医疗的物联网技术仍在不断发展。它也面临着一些挑战,比如安全性、数据集成、个人隐私等。本章其余部分将重点介绍与物联网医疗相关的近期趋势、基础设施、应用领域,以及安全问题。

1.2　医疗的最新动态

物联网在医疗领域可用于远程观察患者。用户可以通过应用程序、可穿戴设备或传感设备查看自己的身体情况。Apple watch 系列最新推出的产品可用于监测身体状况、心率、卡路里消耗等。最近,瑞典研究者在指尖安装了一个芯片,该芯片可以共享有关人体功能的数据,以便在早期探查到身体疾患。CYCORE 研究小组对头颈部肿瘤患者进行了一项实验[10],将蓝牙设备与系统跟踪应用程序相结合。该设备会定期获取体重、血压、症状等数据并反馈给医生和护士。研究人员注意到,定期就诊的患者组和 CYCORE 组有明显的差异,与其他组相比,CYCORE 组的症状较轻,治疗效果更好。大多数新推出的智能手机都在诸如腕带等配件中安装了医疗传感器。

微软企业服务公司(Microsoft Enterprise Services)与美国国家工作事故保险研究所(INAIL)为镜像神经元治疗创建了一个 Kinect 全息透镜辅助康复体验(KHARE)平台,医生可以通过该平台观察物理治疗过程,并实时传输数据[11]。

另一个例子是显示疫苗存储信息的 Weka 智能冰箱,它使人们可以通过远程监控来确认疫苗是否处于适宜的温度,储存在妥善地点。

分析表明,当科技与医疗相结合时,患者与医生和医疗机构建立了持续的直接联系,他们的健康状况会得到更好的改善。目前,大量实例表明,在医疗行业使用物联网可以提高人们对健康的重视程度。

1.3 用于医疗和健康监测的物联网基础设施

物联网在医疗领域的应用非常广泛，如远程观察患者，整合智能传感器和设备等。物联网可以使患者不用去医院就能定期接受治疗，这使他们更加健康愉快[12,13]。

物联网基础设施能够与医疗设备进行实时的端对端交互和数据传输[14]。基础设施包括各种元素，如数据隐私、通信协议、具体设备、云计算、安全性，以及专家用于评估和准确自动诊疗的加密技术。通信还包括云计算的概念[15]。

物联网基础设施由深度感测数据的医疗设备组成，这些数据连接到图1.2 所示的网络中。医疗设备可以是硬件或软件，传感器能够获取准确的数据，便于后续的分析检索。数据通过有线或无线方式连接[16]。数据分析可以基于对数据的描述，也可以通过计算或预测来实现。专家们通过监测设备等应用平台对数据作进一步分析。拓扑、架构和平台是基础设施的支柱：拓扑包括物理配置、活跃度和通信。架构代表系统中软件和硬件的组织，包括与其他物理设备的连接。框架、数据库和环境是平台的一部分[17]。

物联网相关技术包括大数据、机器学习、移动计算、云计算、物联网、加密和网络安全。由于积累的数据非常庞大，我们需要引入大数据技术来进行管理。所有应用程序的运转和数据传输都是通过无线进行的，无需物理连接。云计算在高效提供基于互联网的服务方面发挥着至关重要的作用。所有设备都需要物联网来连接并发挥其功能，可穿戴设备和非可穿戴设备都是如此。

黑客和网络攻击者遍布世界各地，他们从患者和用户处收集的数据包含了基本信息及敏感信息。在确保数据安全上，密码学功不可没。系统和数据需要保障安全，不受网络攻击，相关的网络法律对此作出了强制性要求。

基础设施的重点是为大部分数据选择合适有效的应用平台，它可以应对数据负荷增加，能够从故障中恢复，从传感器获取精准的信息，并且通信畅通。它应该快速、准确、可靠，用起来得心应手。尽管如此，在数据安全和用户或专家的真实性方面，物联网仍面临很多挑战。

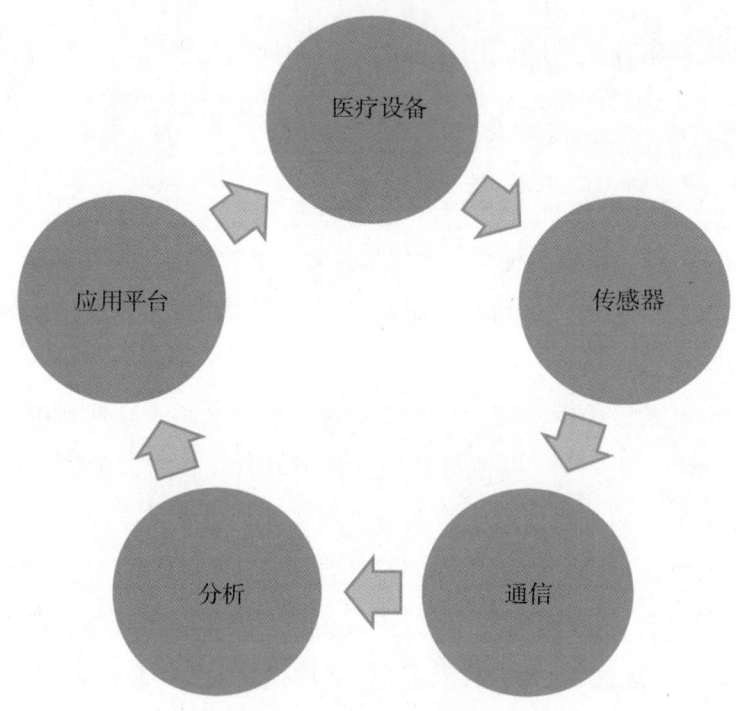

图 1.2　医疗物联网的概念架构

1.4　应用领域

物联网医疗设备有许多应用，如患者的监测和沟通、患者用药指导、电子植入物、医院和大楼管理、患者预约和数据收集[18,19]。

如今，患者能够得到更高效的医疗护理[20]。利用通信技术，远程医疗还可为偏远地区提供医疗服务和救助。

1.4.1　远程医疗

1950 年以来，远程医疗得到迅速发展，它在偏远地区人们的生活中发挥着至关重要的作用，使用智能手机或台式电脑就可以通过视频会议的方式解决他们的问题。医生和病人可以同时在不同的屏幕上交换信息，患者不用进入医疗场所就可以在屏幕上与医生实时联系。对于那些缺乏良好的基础设施、技术、专家或医生的发展中国家来说，远程医疗的实施是一束希望之光[21]。

世界卫生组织对远程医疗的定义是："在受到距离限制的情况下，由专业医疗人员利用信息和通信技术提供的医疗服务，用于交流有关诊断、治疗、预防疾病和损伤、研究和评估的有效信息，并对医疗服务提供者进行继续教育，以促进个人及社会的健康。"——世界卫生组织[22]。

如图 1.3 所示，结合物联网的远程医疗为远程用户提供了巨大帮助。远程医疗离不开物联网，物联网的基础设施有助于远程医疗，它可以进行无障碍的音频视频数据传输、报告交换和咨询。

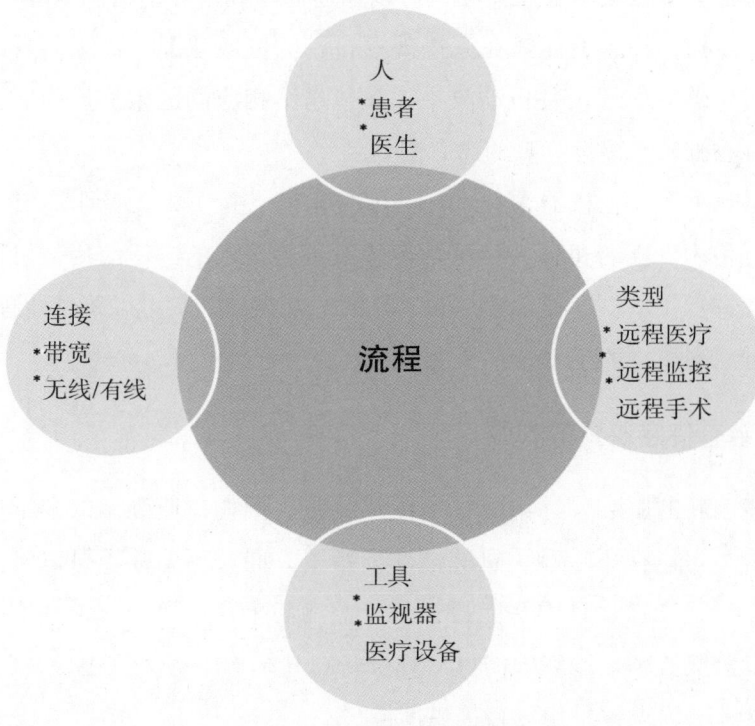

图 1.3 远程医疗的概念

诸如远程放射学等许多医学分支都利用远程医疗造福用户，取得了令人满意的治疗率，并提供了良好的服务。

远程医疗的优点包含节省时间、成本效益高、保护隐私、不会因为与其他患者接触而暴露于传染病之中、能更好地跟踪患者、提供专业的咨询，并且没有地理障碍。

1.4.1.1　远程医疗服务的类型

1. 远程健康　尽管远程医疗和远程健康这两个术语略有不同，但两者可以互换使用。

与远程医疗相比，远程健康提供了更多的服务，如培训、医学教育、管理会议及其他非临床服务和诸如远程医疗这样的临床服务。

2. 远程监护　文献中对远程监护的定义是在不考虑地理位置的情况下，使用信息技术来观察患者的健康状况。这项技术把电子设备和通信设备相结合，对患者进行实时健康监测，可以缩短诊断和治疗的时间间隔。

远程监控使得患者能够在家里观察自己的健康状况，而无需看医生。数据由传感器和电子设备自动收集，并传送给相应的医生。远程监护通常会使患有心脏病和慢性哮喘的患者受益。

3. 远程手术　在机器人技术和其他技术的支持下，无论距离有多远都可以进行手术。随着机器人、医学传感设备等技术的广泛应用，可以远距离对患者进行手术。远程手术是医学界的一个突破，它可以跨越地理障碍，提供及时而高质量的手术。

1.4.2　带有传感装置的衣服

许多创新的服装设计都配置了传感装置，例如，通勤服的袖子中装有感应装置，可以在不接触手机的情况下指引方向。新型袜子可以测量足部压力。专为运动员设计的智能衬衫可以监测心率、血压和氧饱和度。智能袖子可以监测心率。服装中的可穿戴设备在其结构中有关键组件[23]：

1. 电源　为设备平稳运行提供能源；

2. 传感器　是服装式电子设备的关键部分；

3. 数据存储和分析芯片 处理数据所需；

4. 通信 维护各个组件之间的连接。

1.4.3 血压监测仪

与健康云同步的无线设备会显示一张监测血压和心率的图表，可以在 iPhone 或任何 android 手机上查看。它非常易用，读数可靠，能提供即时反馈。这种血压监测仪的优点是：

1. 可察看准确血压；

2. 与应用程序自动无线同步；

3. 通俗易懂的可视化图表；

4. 有线或蓝牙均有良好的连接；

5. 能与 Android 或 iOS 系统兼容。

许多成年人都有高血压，他们无法负担定期去医院检查的费用，而这样的血压监测仪为他们提供了精确的信息，对他们的帮助很大。

1.4.4 轻便型医疗设备

1. 脉搏血氧仪 是一种用于测量血液中的氧气含量的无线设备。将该无痛设备固定在手指上，可以读取血流、感知数据并显示读数。它通过发出光束来读取血液中的氧含量和脉搏。对数据进行处理后，将计算结果显示在屏幕上。它也可以固定在耳垂上。该设备的优点是：

i. 小巧轻便；

ii. 可靠；

iii. 持久耐用；

iv. 实时电量指示。

2. 血糖监测仪 能自动测量血液中的血糖水平。它收集有关葡萄糖水平及其变化率的数据。实时的血糖监测设备能使患者一整天都无精神压力，它提供 24 小时血糖变化评估，糖尿病患者可以通过血糖图表查看自己的血糖变化情况。

根据血糖变化开药能更好地控制血糖水平。为避免严重并发症，甚至可以远程进行无意识和昏迷患者的血糖评估。有时设备被植入身体某部位（例如手臂）来监测血糖水平，并每隔几分钟通过无线传输数据。

胰岛素笔对胰岛素依赖的患者也有好处。它可以判定给定剂量下胰岛素的类型、时间和数量。

1.4.5　心血管设备

心血管疾病是全世界最危险的疾病，通常会危及生命。如今，物联网支持的心血管设备的出现降低了发病风险，并改善了生活质量。这种设备可以调节心跳，监测血栓的形成，监测消耗的卡路里，观察身体活动情况，并可以预测心脏病发作。此类设备在许多案例中都有提及。

心律控制起搏器一般使用双心室起搏器和植入式心律转复除颤器。心脏起搏器和双心室起搏器植于胸部皮下，用于传递信号并将心跳控制在正常速度，医生可从起搏器中收集数据做进一步分析。起搏器可帮助许多用户过上正常的生活。心脏循环记录仪也是一种记录心律的物联网医疗设备。这些设备仍然是研究人员的关注点，因为它们非常容易受到网络攻击。Holter监护仪可以用于患者的日常心电图监测，在家中也可以使用。

心电图突然变化的信息警示可用于预防易发病患者的心律失常和心脏骤停。

1.4.6　可穿戴设备

可穿戴设备提供有关脉率、血糖水平等的实时信息，从而有利于人们维持健康[24]。

智能哮喘管理是一个用于维持健康的实时呼吸监测系统。智能隐形眼镜用于测量糖尿病患者泪液中的葡萄糖水平。小型手表式设备用于计算步数、呼吸频率和心率以保持健康。

Health patch MD是一项创新技术，包括生物传感器、心电图电极和三轴加速计，用于监测心率、呼吸、体温和意外跌倒时的体位。

第一章 / 物联网在医疗和健康监测中的应用

可穿戴式哮喘解决方案是一种可穿戴式医疗设备，它可以在哮喘发作之前做出诊断，使患者能够立即采取行动。

脑电波测量耳机是一款可佩戴的脑电图冥想耳机。把一个带有可测量脑部活动传感器的小耳机戴在头上，它就能够读取脑电波，检测大脑中的压力水平和氧浓度水平。智能姿势矫正器通过追踪姿势，在姿势出错时通过振动提醒，帮助改善姿势。它在改善坐姿和走路姿势的同时，也带来了健康的生活。它每月或每周在 Android 或 iOS 应用程序上维护数据。

可穿戴设备的主要功能部件包括：

1. 音频组件　扬声器等执行元件使其发声。
2. 传感器　从周围环境和（或）用户收集信息。
3. 电源　通过需求确定所需电源的类型。
4. 数据存储　通过置于可穿戴设备如手表中的传感器收集数据，这些数据最终存储在计算机或智能设备中永久保存。
5. 微型控制器　小巧的分散微型控制器便于用户使用，其中许多都用了色彩诱人的可清洗材料。
6. 通信　与设备通信采用 Wi-Fi、蓝牙等无线连接方式。
7. 显示　LED 等执行元件。
8. 定位　由传感器完成，尤其是位置传感器（GPS）。

1.5　安全问题

制造商不断向客户提供各种设备，但我们应该思考这些设备是否安全可靠。

由于可能存在安全方面的一些小缺陷，使得与安全性相关的关键问题缺乏可见性，它可能是由数据泄露或其他问题所导致的对家庭或办公室 IP 地址的黑客攻击[25]。医疗设备是黑客们关注的焦点，这是物联网医疗设备安全性不可回避的挑战之一。

可能出现的一些安全问题包括：

1. 物联网医疗设备测试和更新失败 目前，全世界有数十亿物联网医疗设备在使用。自动更新不充分是主要的安全问题。制造商急于推出产品，这使他们忽视了设备的安全性。

2. 设置默认密码 那些使用默认密码的设备很容易受到网络攻击。弱密码很容易被攻击者入侵，数据也可能被病毒感染。因此，建议用户在收到设备后尽快修改密码。

3. 无法识别的通信协议 一些物联网医疗设备使用未知协议进行通信，这会增加其受到攻击的可能性。过时的通信 infrastracture 模式是这类物联网设备的一大警报。

4. 海量数据的隐私和安全性 物联网医疗设备产生了大量数据，其隐私和安全性不容忽视。不同的用户访问、共享、处理和分析数据时，数据传输过程需要格外小心，这需要一些关于隐私的法律和严格规定。应该及时删除未使用的数据。

5. 更好的传感器 现有的用于医疗的传感器在可用性和准确性方面仍存在巨大不足。医疗领域迫切需要性能更佳的传感器来获得更好的结果。

1.6 安全方法论

物联网医疗设备大有裨益，因此安全问题不容忽视[27]，有多种方法可抵御黑客攻击[28]。

随着物联网医疗设备市场的快速增长，网络犯罪的风险也在快速增长。制造商和医疗行业必须关注患者相关数据的隐私和安全性。在处理用户的私人信息时，安全问题必须满足准确性、真实性和可扩展性：

1. 基于多种要素的身份验证 有必要利用多要素的身份验证过程来提高安全性。结合了多个要素的身份验证可以包括登录凭证、日期选项、识别标记、动态验证码、指纹等。通常，由于黑客或攻击者很难检索和破坏所有真实性要素，因此这样能提高安全性。多重认证要素可分为三个部分：

- 知识要素，包括登录凭证；

- 占有要素，包括动态验证码；
- 固有要素，如生物特征，例如指纹。当安全系统包含了多要素身份验证时，可靠性也会随之增强。

2. 数据加密　由于医疗设备容易受到网络攻击，需定义隐私的关键要素来保持记录的机密性。与患者相关的数据应提供给授权人员。这些数据在通过网络进行通信时很容易被黑客入侵，无论是包含普通信息的一般数据，还是包含患者生育状况或传染病相关数据的敏感数据，都应确保其不被泄露给未经授权的用户[29]。因此，必须应用加密技术来改善用户与公司之间的信赖关系。物联网医疗的加密技术包括数据加密标准、高级加密标准、RSA 加密等。

3. 安装防病毒软件或入侵防御软件　应在包括台式机或智能手机的医疗设备中安装防病毒软件或入侵防御软件，这有助于减少数据遭到攻击的几率。

4. 自动安全更新　降低网络攻击风险的主要建议是自动升级医疗设备，无法自动升级是医疗行业面临的关键挑战。操作系统、杀毒软件和固件均需要自动加强。

5. 故障恢复　采用先进技术，让设备可以在不丢失信息的情况下从故障中恢复。一般来说，设备连接到云计算，这提高了系统从故障中恢复的效率。系统定期检查点之间可能会有系统的标记或警示来提醒用户及时保存数据。

应识别异常情况，以降低故障风险。在使用物联网医疗设备之前，必须设计合适的恢复计划。

1.7　挑战

在医学领域，物联网用于改善医疗设备的功能，但它面临着许多不容忽视的挑战：

1. 数据管理　医疗设备从可穿戴设备或非可穿戴设备收集了大规模数

据，这些数据十分庞杂，需要进行快速分析。

2. 可扩展性　医疗行业集中了大量数据，系统应该能够有效地管理这些数据，计算进程应满足使用、调取数据，并能适应变化。

3. 交互性　设备需要更灵活地通信，无论物理配置和体系结构如何，设备在信息交换方面都应该更为强大。

4. 异常值分析　医疗行业面临的主要挑战是从收集的数据中识别异常值。很多时候，收集的数据可能是错误的、被篡改的，或是被黑客攻击的。因此，很难检测出偏离数据集的数值。

5. 设计问题　虽然技术飞速发展，改进设计问题仍非易事，这是因为缺乏良好的计算资源、有价值的传感设备，以及有限的能源。

1.8　结论及未来展望

获得医疗服务是每个人的基本权利。有时去医院做定期检查既昂贵又累人。许多国家的部分地区还没有基本的医疗设施。

但物联网在医疗领域的延伸是一个非常创新的概念，它提供了无与伦比的好处。目前，物联网在医疗和健康监测方面发挥着关键作用。这一技术有助于患者在家中监测自己的健康状况，而不用每天去医院，还能获得改进的治疗、同步报告和监测、直接连接和来自医生的定期数据分析。物联网正在通过创新且有益的设备以及对远程患者的监控改变着医疗护理行业。通过物联网医疗设备也可为患者提供个性化的关注。

物联网在安全问题方面仍面临一些挑战。物联网在两端传输和接收数据时，需要注意安全性并应用加密技术。未来，医疗领域的物联网必须包括数据加密来保护信息。物联网医疗设备的制造商和供应商必须确保其用户的数据安全。未来，医疗护理需要更高效、更智能地与人工智能、大数据和机器学习等新技术相结合，以应对相关挑战。

本章介绍了医疗设备中物联网的概念及其基础设施和挑战。我们可以得出结论，物联网正在重新定义医疗和健康监测。

第一章 / 物联网在医疗和健康监测中的应用

关键词

- 心血管设备
- 挑战
- 未来展望
- 医用物联网
- 物联网
- 安全方法论
- 远程医疗

参考文献

1. Dziak, D., Jachimczyk, B., & Kulesza, W. J., (2017). IoT-based information system for health care application: Design methodology approach. *Applied Sciences*. doi: 10.3390/app7060596.
2. Sethi, P., & Sarangi, S. R., (2017). Internet of things: Architectures, protocols, and applications. *Journal of Electrical and Computer Engineering*. Article ID 9324035. doi: https://doi.org/10.1155/2017/9324035.
3. Velasco, C. A., Mohamad, Y., & Ackermann, P., (2016). Architecture of a web of things e-health framework for the support of users with chronic diseases. *Proceedings of the 7th International Conference on Software Development and Technologies for Enhancing Accessibility and Fighting Info-Exclusion* (pp. 47–53). ACM. doi: 10.1145/3019943.3019951.
4. Bhunia, S. S., (2015). Adopting internet of things for provisioning health-care. *ACM International Joint Conference on Pervasive and Ubiquitous Computing*. ACM. doi: 10.1145/2800835.2801660.
5. Ma, X., Wang, Z., Zhou, S., Wen, H., & Zhang, Y., (2018). Intelligent health care systems assisted by data analytics and mobile computing. *Wireless Communications and Mobile Computing,* Article ID 3928080. doi: https://doi.org/10.1155/2018/3928080.
6. Aranki, D., Kurillo, G., Yan, P., Liebovitz, D. M., & Bajcsy, R., (2016). Real-time telemonitoring of patients with chronic heart failure using a smartphone. *IEEE Transactions on Affective Computing*, 206–219. doi: 10.1109/TAFFC.2016.2554118.
7. Jita, H., & Pieterse, V., (2018). A framework to apply the internet of things for medical care in a home environment. *Proceedings of the 2018 International Conference on Cloud Computing and Internet of Things* (pp. 45–54). ACM. doi: 10.1145/ 3291064.3291065.
8. Hu, F., Xie, D., & Shen, S., (2013). On the application of the internet of things in the field of medical and health care. *IEEE International Conference on Green Computing*

and *Communications and IEEE Internet of Things and IEEE Cyber, Physical, and Social Computing.* IEEE. doi: 10.1109/GreenCom-iThings-CPSCom.2013.384.

9. Babu, B. S. K., Srikanth, T. R., & Narayana, L., (2014). IoT for health care. *International Journal of Science and Research (IJSR)*, 322–326.

10. Kevin, P., et al., (2011). Cyberinfrastructure for comparative effectiveness research (CYCORE): Improving data from cancer clinical trials. *Translational Behavioral Medicine*, 83–88. doi: 10.1007/s13142-010-0005-z.

11. Kent, C., (n.d.). *Health care.* Retrieved from: https://www.medicaldevice-network.com: https://www.medicaldevice-network.com/comment/bringing-internet-things-healthcare/ (accessed on 29 July 2020).

12. Purri, S., & Kashyap, N., (2018). Augmenting health care system using internet of things. *8th International Conference on Cloud Computing, Data Science and Engineering (Confluence).* Noida, India: IEEE. doi: 10.1109/CONFLUENCE.2018.8443002.

13. Mishra, P. A., & Roy, B., (2017). A framework for health-care applications using internet of things. *International Conference on Computing, Communication, and Automation (ICCCA).* Greater Noida, India: IEEE. doi: 10.1109/CCAA.2017.8230001.

14. Bui, N., & Zorzi, M., (2011). Health care applications: A solution based on the internet of things. *Proceedings of the 4th International Symposium on Applied Sciences in Biomedical and Communication Technologies.* ACM. doi: 10.1145/2093698.2093829.

15. Renta, P. T., Sotiriadis, S., & Petrakis, E. G., (2017). Health care sensor data management on the cloud. *Proceedings of the 2017 Workshop on Adaptive Resource Management and Scheduling for Cloud Computing.* ACM. doi: 10.1145/3110355.3110359.

16. Khalil, N., Abid, M., Benhaddou, D., & Gerndt, (2014). Wireless sensors networks for internet of things. *IEEE 9th International Conference on Intelligent Sensors, Sensor Networks and Information Processing (ISSNIP)* (pp. 1–6). IEEE.

17. Islam, S. M., Kwak, D., Kabir, M. H., Hossain, M., & Kwak, K. S., (2015). The internet of things for health care: A comprehensive survey. *IEEE Access, 3*, 678–708. doi: 10.1109/ACCESS.2015.2437951.

18. Khan, R., Khan, S. U., Zaheer, R., & Khan, S., (2012). Future internet: The internet of things architecture, possible applications, and key challenges. *Proceedings of the 2012 10th International Conference on Frontiers of Information Technology* (pp. 257–260). doi: 10.1109/FIT.2012.53.

19. Farahani, B., Barzegari, M., & Aliee, F. S., (2019). Towards collaborative machine learning driven health care internet of things. *Proceedings of the International Conference on Omni-Layer Intelligent Systems* (pp. 134–140). ACM. doi: 10.1145/3312614.3312644.

20. Mora, H., Gil, D., Terol, R. M., Azorín, J., & Szymanski, J., (2017). An IoT-based computational framework for health care monitoring in mobile environments. *Sensors.* doi: 10.3390/s17102302.

21. WHO, (2010). *Telemedicine Opportunities and Developments in Member States.* WHO.

22. WHO Group Consultation on Health Telematics (1997: Geneva, Switzerland). (1998). *A Health Telematics Policy in Support of WHO's Health-for-all strategy for global health development: report of the WHO Group Consultation on Health Telematics,* 11–16 December, Geneva, 1997. World Health Organization. https://apps.who.int/iris/handle/10665/63857.

23. Kaur, K., (2012). *Azosensors.* Retrieved from www.azosensors.com/article.aspx?ArticleID=84: https://www.azosensors.com/article.aspx?ArticleID=84 (accessed on 29

July 2020).
24. Metcalf, D., Milliard, S. T., Gomez, M., & Schwartz, M., (2016). Wearable's and the internet of things for health: Wearable, interconnected devices promise more efficient and comprehensive health care. *IEEE Pulse, 7*(5), 35–39. doi: 10.1109/MPUL.2016.2592260.
25. Tarouco, L. M., Bertholdo, L. M., Granville, L. Z., & Arbiza, L. M., (2012). Internet of things in health care: Interoperability and security issues. *IEEE International Conference on Communications.* IEEE. doi: 10.1109/ICC.2012.6364830.
26. Sicari, S., Rizzardi, A., Grieco, L., & Porisini, A. C., (2015). Security, privacy, and trust in the internet of things. *Computer Networks: The International Journal of Computer and Telecommunications Networking, 76,* 146–164. doi: 10.1016/j.comnet.2014.11.008.
27. Roman, R., Najera, P., & Lopez, J., (2011). Securing the internet of things. *Computer, 44*(9). doi: 10.1109/MC.2011.291.
28. Baker, S., Xiang, W., & Atkinson, I. M., (2017). Internet of things for smart health care: Technologies, challenges, and opportunities. *IEEE Access.* doi: 10.1109/ACCESS.2017.2775180.
29. Sun, W., Cai, Z., Li, Y., Liu, F., Fang, S., & Wang, G., (2018). Security and privacy in the medical internet of things: A review. *Security and Communication Networks.* doi: https://doi.org/10.1155/2018/5978636.

第二章

应用于生物医学的天线

SHAILESH and GARIMA SRIVASTAVA

Ambedkar Institute of Advanced Communication Technologies and Research, Delhi–110031, India, E-mail: shailesh.jayant404@gmail.com（Shailesh）

摘要

本章介绍了近年来植入式生物医学装置（IMD）的可行性。目前，世界各地有许多人都需要依靠植入式医疗装置来改善健康状况。植入式天线是发射机的关键组成部分，作为复杂医疗服务的最佳替代品，植入式生物医学天线广泛应用于人体及动物。它可用于持续测量人体的体温、血压，定位人或丢失的宠物，并与体内的植入式天线远程交换生理信息，例如，数据可从心脏起搏器传输到体外的射频接收器上。因此，利用可植入的生物医学天线可以在无直接身体接触的情况下获得患者的生理信息。生物医学通讯技术可以实现"在体–离体"、"在体–在体"、"体内–体外"的信息交换。应用植入式生物医学天线的目的是开展远程健康检查、疾病治疗、胃部相关监测、热疗及肿瘤部位的定位等。然而，由于人体会对信号产生衰减作用，植入式生物医学天线的设计及植入仍然面临困难。为了使患者感到舒适，在设计植入式生物医学天线时，需尽可能使其小巧轻便、安全性高，能够在合适医疗频段［工业、科学和医疗无线电频段（ISM），医疗植入通信服务（MICS）等］内工作，具有足够的工作带宽及高辐射效率等。本章主要介绍了不同类型的植入式生物医学天线的设计及难点。此外，本章研究了植入天线的仿真、测量方法及结果，并概述了天线的生物相容性和安全性问题。

2.1 引言

当前，世界各地有大量患多种严重疾病或有严重健康问题的人群，因此，许多研究人员对可植入生物医学装置深感兴趣，以探索某些极端医疗条件下的解决方案。这些可植入的装置通常安装在患者的皮下或体表，并将检测到的生理信号通过无线通信传输给医生。如此，使用可植入生物医学装置的患者无需每天去医院接受检查，医生便可通过无线方式直接分析患者健康状况，这是可植入式生物医学装置的主要优势之一。此外，可植入式生物医学装置还可轻松实现对人类和宠物（例如狗或猫）的定位。植入式生物医学装置的主要部件是用于发送或传输信号的天线，因而天线的设计至关重要。由于植入式装置安装在人体中，所以应对天线的尺寸及重量加以限制。

无线植入式系统在生物医学遥测中具有极高的应用价值，而植入式生物医学天线则是无线植入式系统的重要组成部分[1,2]，可实时监测患者的体温、pH 值和血糖值。为了患者的便利及舒适，植入式生物医学天线应小巧轻便，但这会导致增益不足和效率降低。

植入式天线存在的另一个问题是其植入部位周围组织的高能耗，而确定最大发射功率是为了保证比吸收率（SAR）在规定限值内。ANSI/IEEE 规定，平均每克组织的比吸收率峰值上限为 1.6W/kg。与移动电话一样，植入式生物医学天线的比吸收率值应≤1.6W/kg，以减少身体吸收的电磁能量，否则不仅无法治愈疾病，还可能会对病人造成伤害。

应用于生物医学遥测领域的植入式天线系统一般由传感器、植入天线、电源和绝缘材料组成,搭建该系统的目的是将检测到的人体数据传输到外部接收器上。传感器负责检测生理信号,然后由植入式天线将信号传输至体外[3]。在设计生物医学天线前,必须考虑其使用的环境。如图2.1所示,圆圈表示天线使用环境,第一层为起始点,代表空气,第二层是生物相容性材料,第三层和第四层是人体组织。

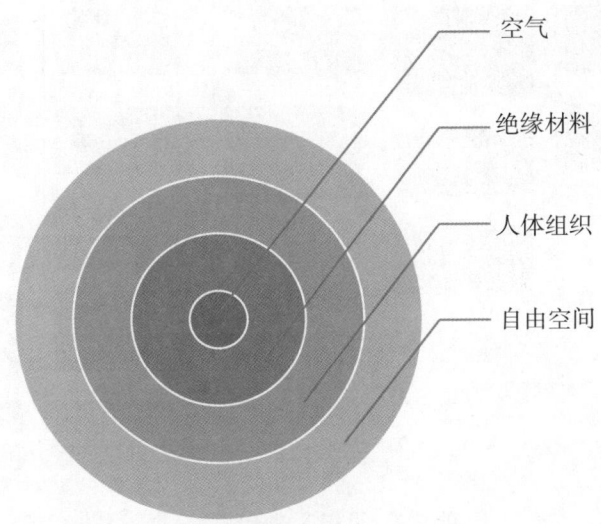

图 2.1　人体组织样本:肌肉、皮肤和脂肪[3]

2.2　植入式天线的分类

如图2.2所示,目前已有多种类型的植入式天线应用于生物医学。这些天线包括插槽天线、偶极子天线、天线阵列、圆极化(CP)天线和其他种类的天线。

2.2.1　插槽天线

插槽天线有圆形、矩形等不同形状和尺寸的插槽,这些插槽在金属上蚀刻出来,像偶极子天线一样向外辐射电磁波。插槽天线在超高频(UHF)和微波频率范围内工作。后续章节中将介绍开放式插槽馈电天线和带弯曲槽插槽天线这两类天线。

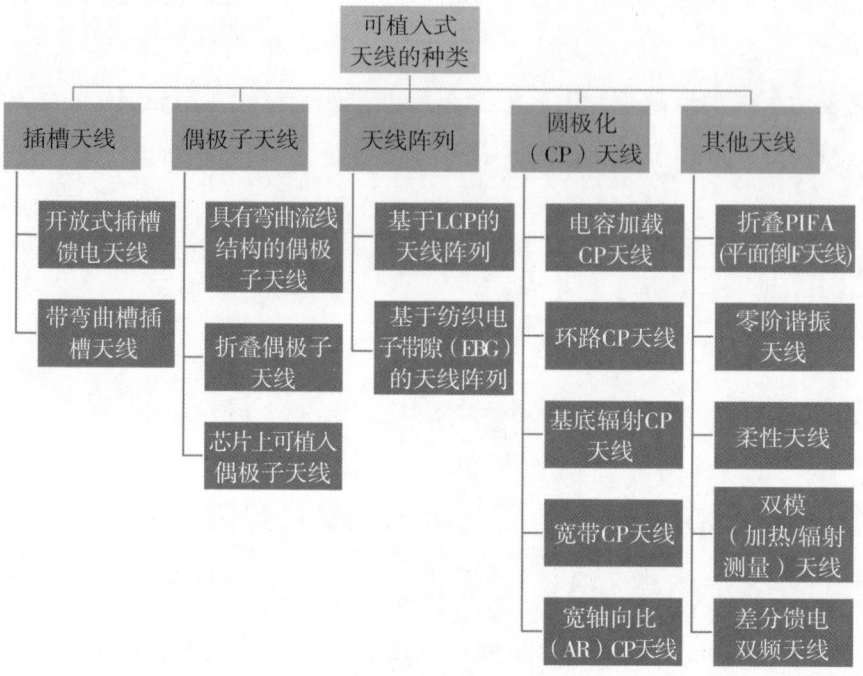

图 2.2 可植入式天线的分类

2.2.2 偶极子天线

偶极子天线主要由两个等长的导体和连接馈线组成,也可应用于雷达。后续章节中将介绍带有弯曲流线结构的偶极子天线、折叠偶极子天线和芯片上可植入偶极子天线三种类型。

2.2.3 天线阵列

天线阵列由多个天线组合而成,作为独立天线使用,这提高了天线的增益与方向性。该天线阵列可用于设计多输入多输出(MIMO)天线,以提高信号的可靠性。后续章节中将介绍基于LCP的天线阵列及基于纺织电子带隙(EBG)的天线阵列。

2.2.4 圆极化（CP）天线

圆极化天线是一种具有圆极化特性的天线。该天线能够减少反射信号的多路径干扰，因而用途广泛，如卫星通信、直接广播服务（DBS）、无线局域网（WLAN）、全球互通微波存取（WiMAX）、无线个人局域网（WPAN）等。后续章节中将介绍电容加载圆极化天线、环路圆极化天线、基底辐射圆极化天线、宽带圆极化天线、宽轴向比（AR）圆极化天线五种类型。

2.2.5 其他天线

本节将介绍应用于生物医学领域的其他五种类型的天线，如折叠 PIFA（平面倒 F 天线）、零阶谐振天线、柔性天线、双模（加热/辐射测量）天线和差分馈电双频天线。

2.3 插槽天线

本节主要介绍开放式插槽馈电天线和带弯曲槽插槽天线。

2.3.1 开放式插槽馈电天线[4]

这种类型的天线主要用于生物医学遥测，可将生理信号从一个位置传输到另一个位置。将 WBAN 应用于生物医学天线领域，主要有三种方式，即在体天线、体外天线和体内天线。对于在体天线而言，信息交换可在体外天线和体内天线进行，并利用体表作为电磁波的传输介质，主要用于实时监测。当天线置于人体上时，其比吸收率较高、尺寸小巧、反射系数适中。在体天线的设计面临多种挑战，例如，天线的性能不能影响人体，必须调整辐射，以最大限度减少超链路损失等。

参考文献 [4] 列出的方程（1～6）为天线贴片长度、宽度和基底尺寸的计算方式。天线阻抗的固有匹配可通过引入开放端空间来实现。开放式插槽馈电的设计可不同程度地减少微带损耗,提高天线的增益和带宽。为增加电流输送路径,天线贴片有两条臂,每条臂分为两段,均采用紧凑的地面结构,以减少回波损失。为了减少不同天线之间的互耦效应,采用了缺陷地面结构(DGS)。图2.3(a)为发射贴片的俯视图,图2.3(b)为该天线的地面结构。

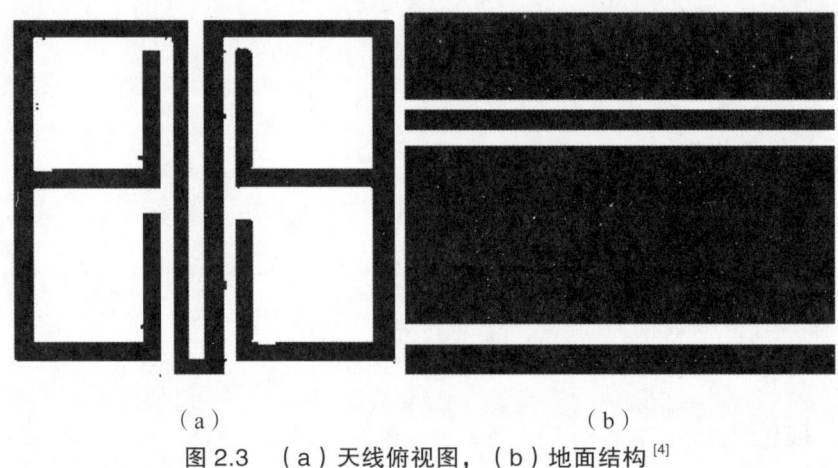

（a）　　　　　　　　　　　（b）
图2.3　(a)天线俯视图,(b)地面结构[4]

天线的测量模体如图2.4所示,其中天线位于距模体10mm处。

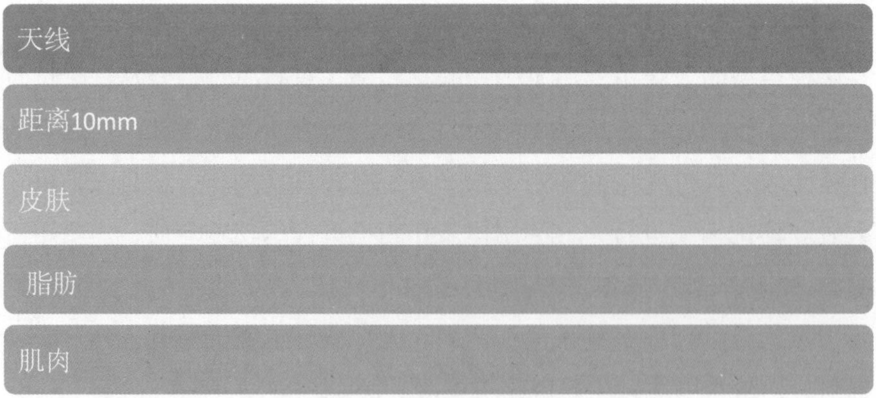

图2.4　人体组织模体[4]

2.3.1.1 优势

这种类型的天线结构紧凑、灵活，可提高带宽和反射系数。

2.3.1.2 应用

开放式插槽馈电天线提高了微波成像系统的信噪比，可用于检测各种癌症。由于其比吸收率为 0.039W/kg，因此广泛应用于在体通信和生物医学领域。

2.3.2 带弯曲槽插槽天线[5]

天线有多种类型，如微带天线，以及为了天线小型化而研发的平面倒 F 天线（PIFA）、弯曲偶极子天线、插槽天线等。此外，人体带来的损耗影响天线性能，而绝缘材料可以增强功率、降低功率损耗，从而提高天线增益。考虑到人体组织没有磁损耗，与相同型号的电动电源相比，磁电源的吸收功率更低，因此选择磁场槽天线的设计。该天线在 MICS 波段工作，图 2.5 展示了该天线的结构。具体参数见参考文献 [5]。

通常采用装满皮肤仿真凝胶的塑料容器来测试天线的性能。CST 电磁仿真软件中的 Gustav 人体模型可用于测试天线的鲁棒性，该模型模拟了体重 69kg、身高 176cm 的成年男性。将天线植入到手臂中进行测试，两种插槽天线的对比结果如表 2.1 所示。

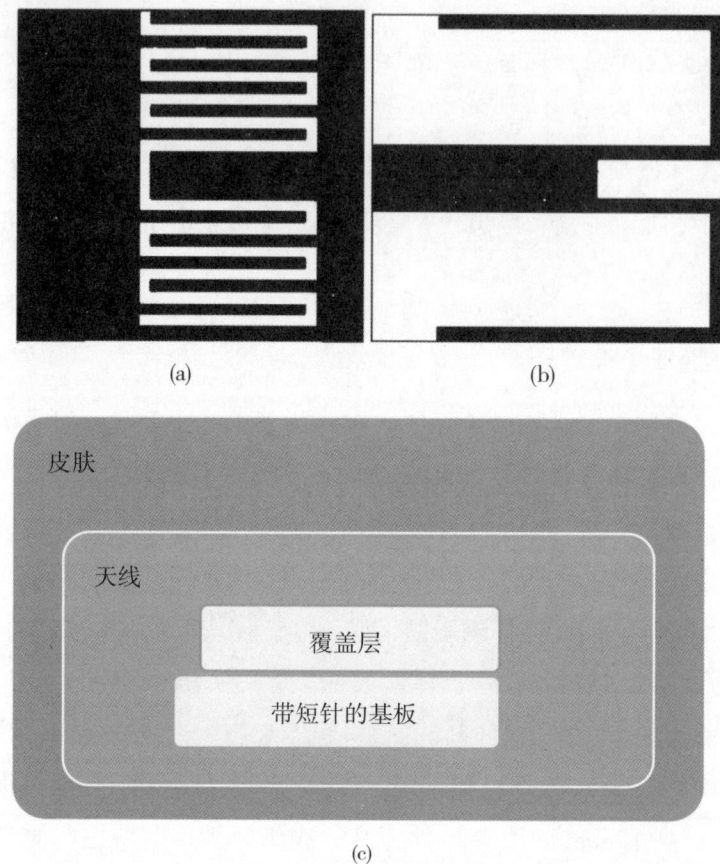

图 2.5 带弯曲线的插槽天线：（a）俯视图，（b）底视图，（c）植入皮肤模型的侧视图[5]

表 2.1 插槽天线

天线类型	开放式插槽馈电贴片天线	开放式插槽天线
年份	2019	2013
频段	ISM	MICS
体积（mm³）	2030	139.7
谐振频率（GHz）	2.45	0.402
BW（%/GHz）	16%/0.39	28.3%/0.115
增益（dBi）	7.2	−27.7
比吸收率（1g W/kg）	0.039	< 1.6

续表

天线类型	开放式插槽馈电贴片天线	开放式插槽天线
PT（mW）	1	3.9
基底材料	聚四氟乙烯	Rogers
电容率	2.1	10.2
回波损耗（dB）	−46.64	> −10
仿真工具	CST	CST
模型	三层人体模体	单层皮肤模型及手臂模型 / 手臂的人体体素模型
体外测试	nd	皮肤仿真凝胶

注：nd：未定义；BW：带宽；PT：允许的输入功率

2.4 偶极子天线

本节主要讨论带弯曲流线结构的、折叠槽和芯片上的偶极子植入天线。

2.4.1 带弯曲流线结构的偶极子天线[2]

为了便于天线的植入及减轻患者的不适，植入式天线的芯片应当小巧轻盈。然而，天线的小型化设计会影响其增益和效率。为实现天线小型化，可引入平面倒 F 天线（PIFA）、偶极子天线和环路天线等。平面折叠偶极子天线结构紧凑（体积为 20mm³），增益可达 −27dB，这些参数都优于其他类型的天线。此外，植入式天线的设计除了要满足高增益和结构紧凑的要求之外，附近组织的高能耗也是设计的难点。

天线的谐振频率取决于总轨迹长度。在 402MHz 下，偶极子天线各个臂的轨迹长度为 27mm。为了缩短偶极子的长度，天线的每条臂都采用了弯曲线段。如图 2.6 所示，所建议的弯曲部分取代了每个臂的某些部分。这种设计在不增加天线尺寸的情况下增加了轨迹长度。

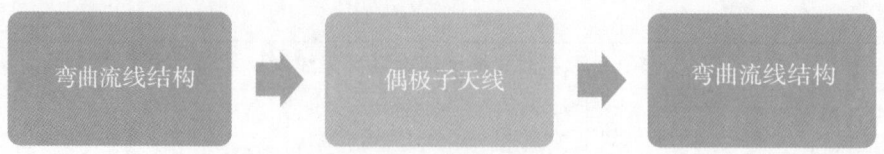

图 2.6　带弯曲流线结构的偶极子天线[2]

为了提高增益和效率，在每个偶极子臂末端还设计了弯曲流线结构。为了突出直线截面（W1）的显著性，采用 W1/W2 来表示效率。通过添加薄衬底/覆盖层，可以进一步缩小天线的尺寸。

图 2.7 为一个与人体手臂结构相似的三层圆柱形模型。此天线位于真皮层内部（皮肤表面下方）。

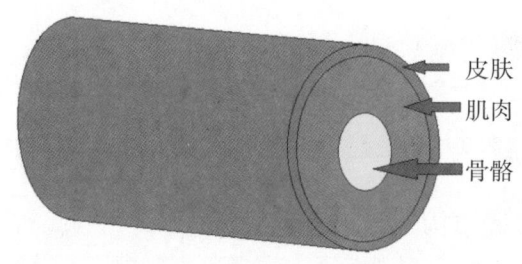

图 2.7　三层圆柱形模型[2]

2.4.2　折叠槽偶极子天线[6]

这种天线就像一个灵活的折叠槽偶极子，它的带宽比贴片天线更宽，因此可嵌入在生物兼容的聚二甲基硅氧烷（PDMS）中。天线的俯视图和主视图分别如图 2.8 和 2.9 所示。折叠槽偶极子天线的结构见参考文献 [6]，其在 ISM 频段的工作频率为 2.45GHz，设计中使用了聚二甲基硅氧烷作为基板。基板底部和覆盖物表面均添加了一层液体，用于模仿人体肌肉组织。该天线采用柔性电子制造技术，用阻抗为 50Ω 的共面波导作为缝隙偶极子天线的馈电。

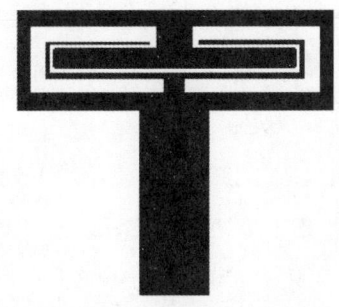

图 2.8　共面波导馈电天线（俯视图）[6]

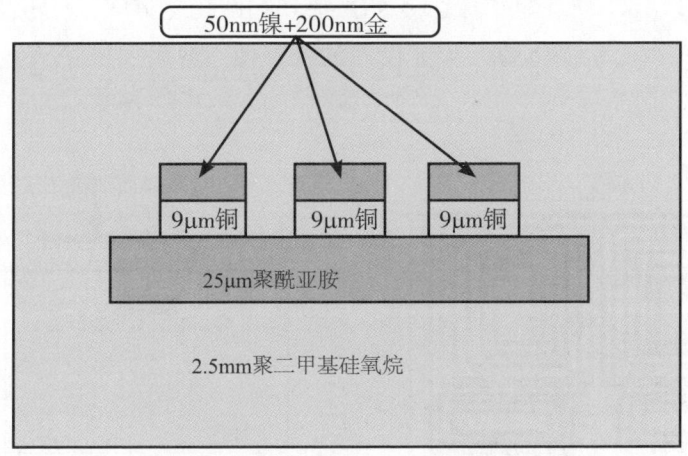

图 2.9　共面波导馈电天线（主视图）[6]

2.4.3　芯片上植入式偶极子天线[1]

平面倒 F 天线、插槽天线（H 形腔）、环形天线、偶极子天线、圆极化贴片天线等植入式天线尺寸都较大，不适合植入头部、眼睛、器官或血管等。为了解决这一问题，采用 CMOS 技术进一步减少 $1mm^3$ 以下的天线尺寸，实现天线与射频（RF）电路在单个芯片上的集成。为满足输出平衡，该天线还包含差分馈电，使得集成系统更高效、紧凑。CMOS 技术不仅降低了成本，而且提高了发射机的功率效率和接收机的噪声性能。天线结构包含两条螺旋线作为偶极子天线的连接臂，如图 2.10（a）所示。当电流矢量始终处于间接相邻导线的增强方向时，可以在给定的导线长度和尺寸下，降低螺旋导线的谐振频率。为了进行仿真，增加了基底–信号–基底–信号–基底（GSGSG）垫。偶极子天线的谐振频率由每个臂的对齐电流矢量和臂与馈电位置之间的耦合电容决定。

偶极子天线位于皮肤组织顶部一定距离（d）处，如图2.10（b）所示。该天线具有较宽的阻抗带宽（0.7~1.1GHz）。但是，表面偶极子天线的谐振频率随距离（d）的变化会产生小的偏移。天线被植入到Gustav人体模型的头部。此外，头部的阻抗匹配度远大于皮肤模体。在902MHz时，天线的耦合强度约为−56dB，与皮肤模体在相同频率下的~−58dB值相似。将天线嵌入在皮肤模体中以验证设计的合理性。各种偶极子天线的比较结果见表2.2。

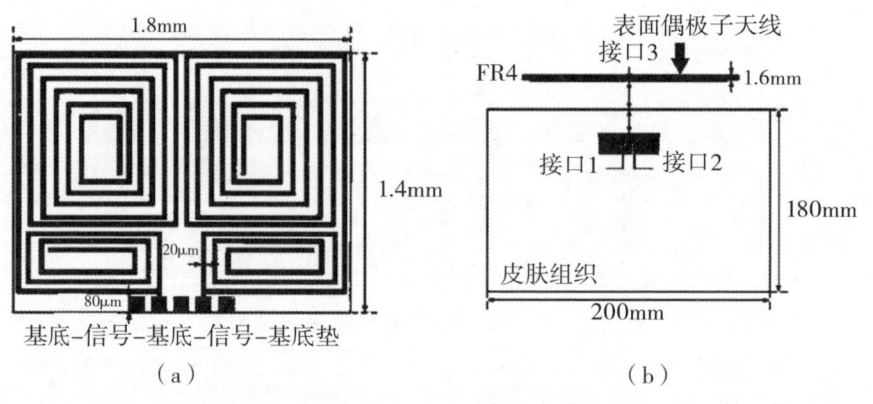

图2.10 芯片上植入式偶极子天线：（a）结构；（b）仿真设置[1]

表2.2 偶极子天线

天线类型	偶极子天线（带弯曲流线）[2]	折叠槽偶极子天线[6]	应用CMOS技术的偶极子天线[1]
年份	2018	2011	2016
频段	中频	ISM	ISM
体积（mm^3）	20	22.5	0.77616
谐振频率（GHz）	0.402	2.45	0.915
BW（%/GHz）	35%/0.1396	0.0835	0.4
增益（dBi）	−23.7	−23.98	nd

续表

天线类型	偶极子天线（带弯曲流线）[2]	折叠槽偶极子天线[6]	应用CMOS技术的偶极子天线[1]
比吸收率（1g W/kg）	＜1.6	0.308/10g	134.15
PT（mW）	5.9	2	11.9
基底材料	Rogers	PDMS	Rogers
电容率	10.2	2.2	10.2
回波损耗（dB）	−27	−20	＜−10
仿真工具	nd	ADS/CST	CST
模型	圆柱形三层模型	人体模型手臂	单层皮肤模型，Gustav人体头部模型
体外测试	凝胶和液体	液体	nd

注：nd：未定义；BW：带宽；PT：允许的输入功率

2.5 天线阵列

本节将讨论基于液晶聚合物（LCP）基板和纺织阵列的天线阵列。

2.5.1 基于液晶聚合物（LCP）基板的天线阵列[7]

近年来，太赫兹频段因其外形系数小、频谱带宽宽、光谱分辨率高等优点，在医学诊断中有着广泛的应用。但是，由于太赫兹频带的路径损耗非常高，为更好地接收和传输数据信号及太赫兹信号，需要配有更高增益的天线。由于在太赫兹频率频谱的多个传输窗口上路径损耗相当低，因此可以在这些低损耗频率下实现太赫兹传输，以提高无线链路的可靠性。与其他太赫兹应用天线相比，基于微带的贴片天线可以满足太赫兹天线的制作需求，但由于太赫兹频率的波长较短，这项工作具有一定的挑战性。解决该问题的关键是天线与其他太赫兹元件的整合。

这种基于液晶聚合物基板材料的微带贴片天线阵列包含了5个组件（如图2.11所示），分别在0.835THz、0.635THz和0.1THz制作。与RT/

Duroid 材料相比，基于液晶聚合物的材料提高了电气性能，并具有较薄的基板，可用于制作几乎没有表面波效应的微带贴片天线。关于该太赫兹阵列的设计方程详见参考文献 [8]。

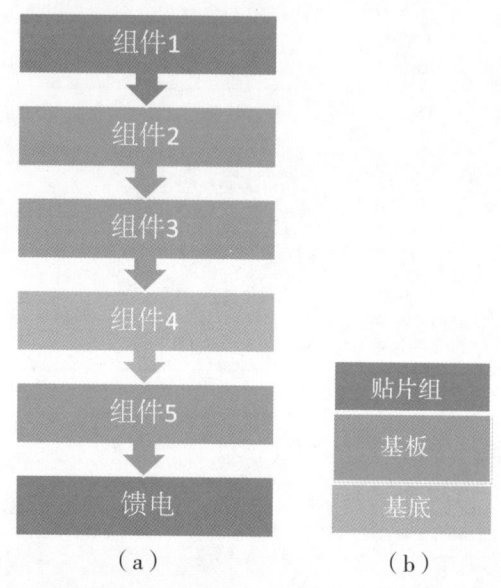

图 2.11 基于液晶聚合物基底的天线阵列几何形状；（a）主视图；（b）侧视图[7]

- ➢ 优势：通过制造容差，提高增益。
- ➢ 应用：通过太赫兹光谱监测生命体征、检测癌症（皮肤和肝脏）。
- ➢ 未来应用范围：采用馈电方式叠加更多数量的该天线并联拓扑结构，并采用矩形波导（空心）阻抗匹配，可制造更多高增益阵列。
- ➢ 缺点：比吸收率（SAR）未充分考虑患者安全。

2.5.2 纺织阵列和基于纺织电磁（EM）带隙（EBG）结构的天线[9,10]

可穿戴健康监测系统主要应用于生物医学领域，如智能衬衫、远程医疗辅助系统（VTAM）项目、生命 T 恤、欧洲可穿戴医疗系统等[10]。这类具有各种传感器的可穿戴服装由纺织材料制成，可用于监测心电图、休克/跌倒、呼吸和体温等。可穿戴式健康监测系统可以通过移动通信、无线局域网、蓝牙等方式向医护人员传输信息。这是一种低价、灵活、智能的可穿戴纺织产品。"智能"一词是指将不同相位、不同幅值的天线信号组合起来，以确定发射传感器的到达方向（DoA），并据此调整辐射方向。

为了在人的手臂或头部等弯曲的部位上实现 DoA 估计和波束形成，可使用柔性材料制造两个圆极化天线。将收集到的射频信号定向到内部设计和制造的超外差接收器上，在最终放大之前，利用带通滤波器在中频和射频频率上对这些信号进行滤波，并在该频率下转换到中频之前和之后进行滤波。利用模数转换器，对放大后的信号再次进行滤波。该子系统如图 2.12 所示。

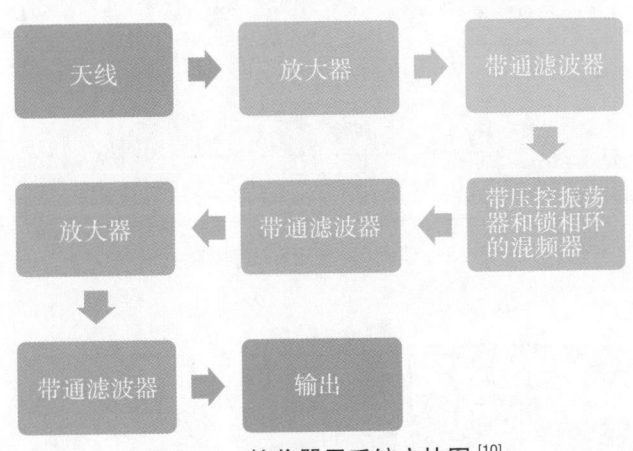

图 2.12　接收器子系统方块图 [10]

圆极化由一个对角线馈电探针和位于贴片的对角线末端的斜切角形成，如图 2.13 所示。为了适用于不同的人体部位（如男性手臂等），元件间距宜大于 $\lambda/2$。

弯曲的人体模体可以用两个不同直径的圆柱体来表示（如图 2.14 所示）。天线放置在充满人体组织仿真液的圆筒上。

可穿戴计算系统在健康监测、体能训练、跟踪和紧急救援方面应用广泛 [9]。一些可穿戴天线的设计具有带宽窄和前后比高的特点。为了减少与人体的相互耦合隔离并降低比吸收率，可穿戴天线中使用了电磁带隙结构（EBG）。然而，该结构会导致天线尺寸过大及前后比较差的问题。可穿戴纺织天线与电磁带隙结构的结合可以在不降低天线性能的情况下进一步减小天线尺寸。电磁带隙结构可以产生相位反射并抑制表面波，降低比吸收率、提高前后比和增益，因而增加了天线带宽。

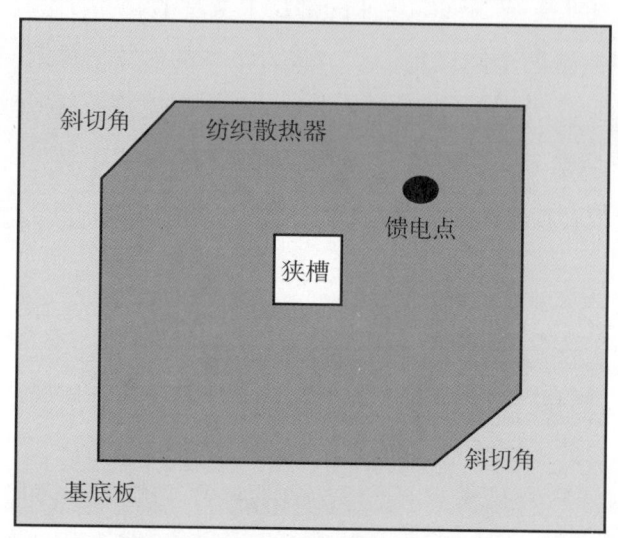

图 2.13　单元件纺织天线制作模型 [10]

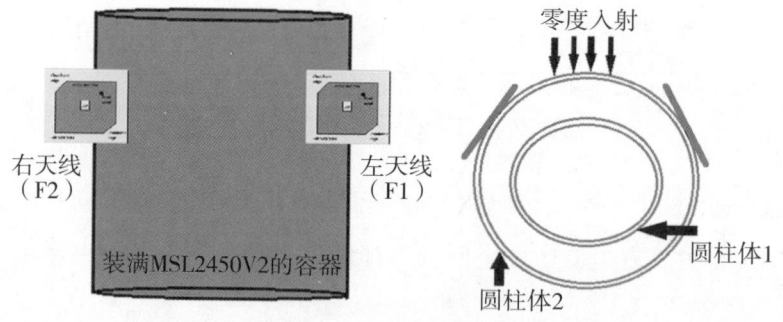

图 2.14　将两个天线放置在圆柱体模型上 [10]

反向 E 型单极纺织天线如图 2.15 所示。为了实现紧凑的电磁带隙结构，选择了带有四个 T 形图案的方形环贴片，条带图案为电感元件。电磁带隙阵列定位于牛仔布材料上。当电磁带隙反射相位变化时，它起到人工磁导体的作用；而当电磁带隙抑制表面波时，它则充当带隙。

天线位于电磁带隙结构之上,如图 2.16 所示,以避免短路、失配和电气触点。Rohacell 泡沫是一种非常灵活的泡沫,可以使附近的材料成型,适合用作天线和电磁带隙之间的垫片。

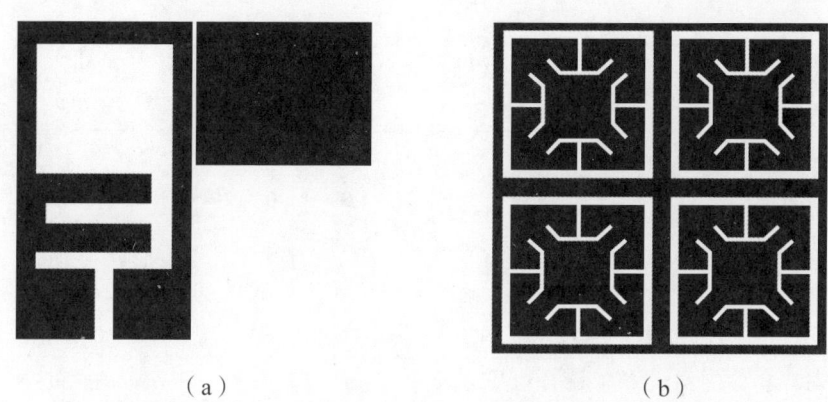

图 2.15　纺织天线的顶层和底层(a),电磁带隙结构的顶层(b)[9]

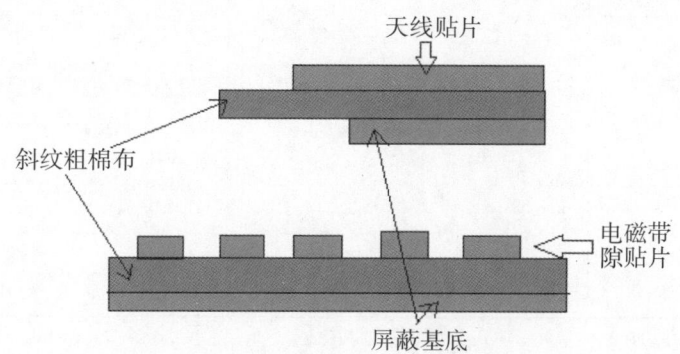

图 2.16　具有电磁带隙结构的天线[9]

> **优势**:提高测量工作带宽。
> **缺点**:当加入电磁带隙结构时,可以观察到谐振频率有微小变化,从而带来制造和容限的差异。

各种天线阵列的比较结果汇总见表 2.3。

表 2.3 天线阵列

天线类型	微带天线阵列[7]			智能可穿戴纺织阵列系统[10]	纺织天线[9]
年份	2016			2013	2017
频段	nd			ISM	ISM
体积（mm³）	nd			nd	5078.4
谐振频率（GHz）	0.835	0.635	0.1	2.39	2.4
BW（%/GHz）	24.3	17.3	1.8	0.312	27%/0.66
增益（dBi）	16.37	16.52	15.82	4.9 dB	7.8 dB
比吸收率（1g W/kg）	nd			0.014/10g	0.0368
PT（mW）	1			nd	10
基底材料	液晶聚合物基板			毛毡	斜纹粗棉布
电容率	2.91			1.45	1.7
回波损耗（dB）	−30	−40	−38	−38	−45
仿真工具	CST			CST	CST
模型	nd			充满人体组织仿真液的圆柱体	四层模型
体外测试	nd			nd	nd
在体测试	nd			nd	男性志愿者手臂

注：nd：未定义；BW：带宽；PT：允许的输入功率

2.6 圆极化（CP）天线

本节我们将讨论基于圆极化的可植入式天线，如电容加载圆极化天线、环路圆极化天线、基底辐射圆极化天线、宽带圆极化天线和宽轴向比圆极化天线。

2.6.1 电容加载圆极化天线 [11]

由于多径失真，通过远场射频连接遥测的通信可能会受到阻碍，圆极化辐射模式应用于无线接入可很好地避免这一问题。圆偏振与线偏振不同，它可以减少路径、提高比特率误差。而电容负载则提供了更好的电容耦合度和阻抗匹配度。电容加载圆极化天线如图 2.17 所示。

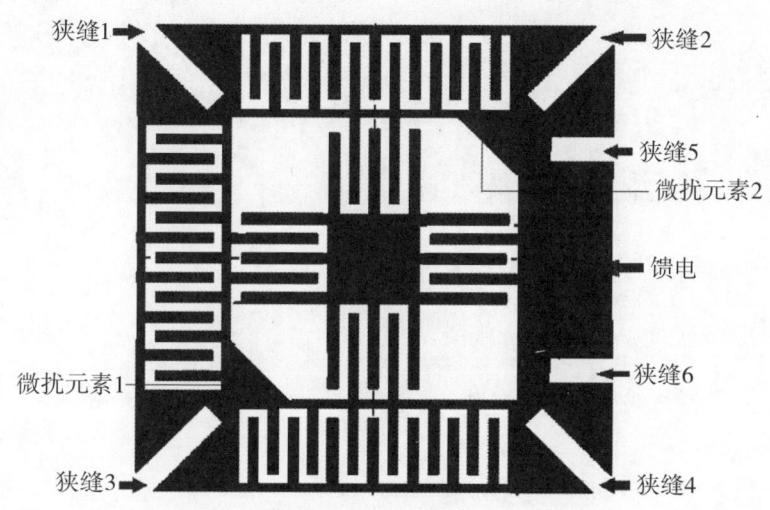

图 2.17　圆极化植入式天线的几何形状 [11]

将该天线放置在 Gustav 人体模型内进行仿真。植入深度会影响谐振频率，而人体的不对称性会引起偏振，最终导致谐振频率发生偏移。为了评估植入位置的影响，对单层皮肤模体和两种三层几何形状的应用情况进行了模拟（如图 2.18 所示），其中一种情况为天线与脂肪层之间没有间隙，第二种情况为天线位于脂肪层一定距离处。仿真模拟结果表明，当天线插入脂肪层时，谐振频率向更高频率产生偏移。

➢ **缺点**：没有覆盖整个 ISM 频段。

2.6.2 环路圆极化天线 [12]

对于外部基站而言，要确定可植入系统的正确植入位置并非易事。此外，可植入系统应保证患者在特定情况下的运动。因此，为了实现可植入系统和外部设备之间的良好连接，可应用圆极化天线。这些天线并不受发射器和接收器方向的影响。相比多馈电圆极化天线，单馈电圆极化天线具有整齐性，因而更受青睐。与线性极化的可植入式天线相比，基站和植入式天线中的圆极化天线都增加了 3dB 的增益。

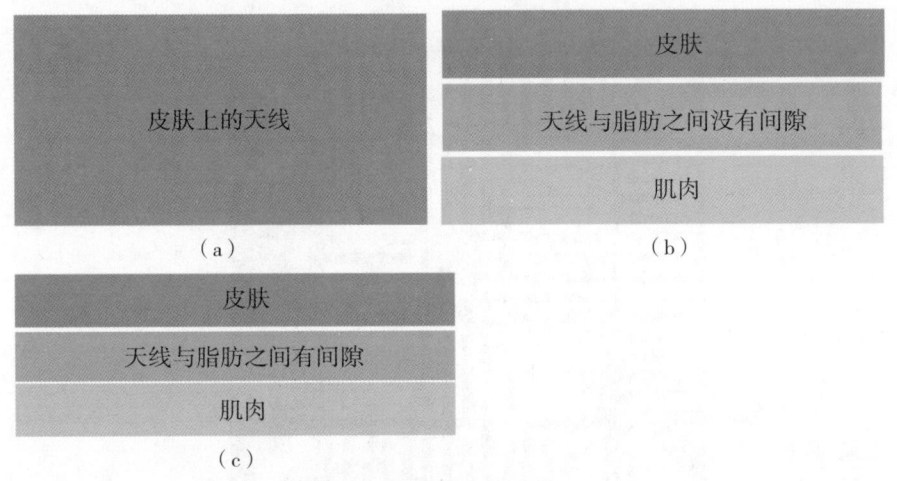

图 2.18 （a）单层皮肤模体，（b）三层组织模体（示例 1），（c）三层组织模体（示例 2）[11]

该宽带植入系统可以提供较高的数据传输速率，并对各种人体组织环境具有优异的耐受性，在支持神经信号记录、人工耳蜗植入和高分辨率成像方面，该可植入系统能够提供必要支持。在 ISM 频段引入环路圆极化天线，可以增强轴向比和带宽。

环路圆极化天线的设计如图 2.19 所示。该天线包含一个正方形的环路，它与四个液晶负载相连。四个贴片分别用四条高阻抗线连接到不同象限的环路上。此外，两个短针分别位于第一和第三象限，该天线馈电于第四象限，设计为右圆极化（RHCP）。但是，如果短针和馈电的位置沿 x 轴镜像，则可以实现左圆极化（LHCP）。

天线的性能测试在一个装满猪肉和皮肤仿真凝胶的塑料容器中进行。

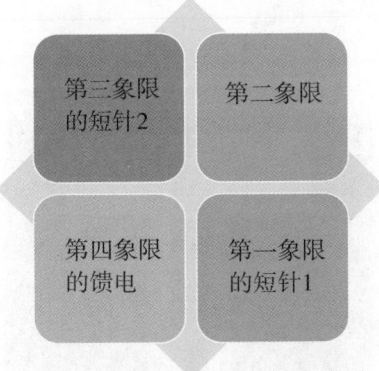

图 2.19　环路圆极化天线的结构[12]

2.6.3　基底辐射圆极化天线[13]

为了减少多径效应的损耗和比特率错误，基底辐射圆极化天线由较少的圆极化天线组成。在该天线中，两个正交的场分量（不受发射器或接收器方向的影响）可以由等幅90°相位差的圆极化天线来激发。参考文献[11]中介绍了一种可以在ISM频段工作的电容加载圆极化天线。但是，它对环境的变化很敏感，且轴向比带宽较窄。此外，该文献还介绍了圆极化螺旋天线可吞食的天线设计。由于其多层结构，这款螺旋天线十分引人注目。因此，我们引入了基底辐射植入式圆极化天线，如图2.21所示，其仿真设置如图2.20所示。该天线具有外形低调和宽轴向比带宽等特点，因其通信可靠、植入灵活，应用广泛。

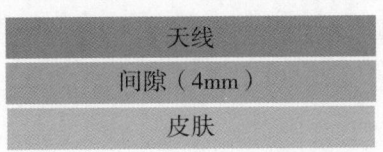

图 2.20　天线植入单层组织模体[13]

➢ 优势：

- 低调的设计。
- 较宽的轴向比带宽可以提供良好的鲁棒性，使得该天线能够在不同情况下均具有良好的性能。

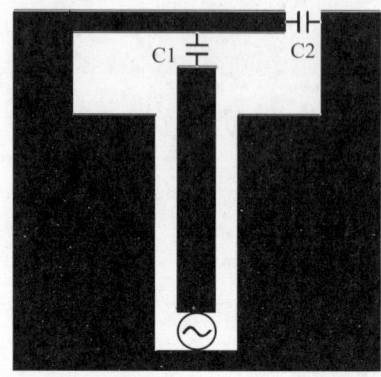

图 2.21　植入式基底辐射圆极化天线（俯视和侧视图）[13]

2.6.4　宽带圆极化天线[14]

为了减小谐振频率漂移的影响，植入式天线应具有宽带宽的特点。但是，由于植入式天线的尺寸很小，导致其带宽很窄。因此，为了获得较宽的带宽，采用了平面倒 F 天线结构和多层共面波导馈电天线等技术。但在堆叠结构中，制造和调谐操作非常复杂，而在共面波导馈电天线中，反向作用则非常强，会对人体造成伤害。此外，上述所有天线都是线性极化的。在植入式天线中，由于不同的身体姿态和室内多径失真效应，会产生极化失配，导致通信质量较差。圆极化技术因此得到使用。它不受接收器和发射器之间方向的影响，具有更低的比特率误差、更好的移动性和更稳定的链路。电容加载圆极化植入式天线[11]不能覆盖整个 ISM 频段。因此，为了解决这一问题，我们引入了宽带圆极化天线。该天线采用单层平面结构设计。该嵌入式天线采用角截断和改进的方环微带天线结构。为了进一步提高阻抗和轴向比带宽，在基板上嵌入尺寸合适的十字形槽。由于该天线具有较宽的阻抗和轴向比带宽，它能够覆盖整个所需的频段。

该天线被嵌在 Rogers3010 基板和叠加板中，其几何形状如图 2.22 所示。由于在较长基模表面上电流路径在方环中比在方环贴片中更容易被激发，因此将基板顶部的散热器由方片改为方环贴片。

HFSS 模拟器中，该天线在人体肌肉组织的应用模型如图 2.23 所示。天线位于距离立方体盒顶部 5mm 处，将天线植入 CST Gustav 人体模型的左胸肌中，以评估人体对天线性能的影响。采用装满肌肉仿真液的塑料容器来验证天线的性能，肌肉仿真液的配方见参考文献 [14]。

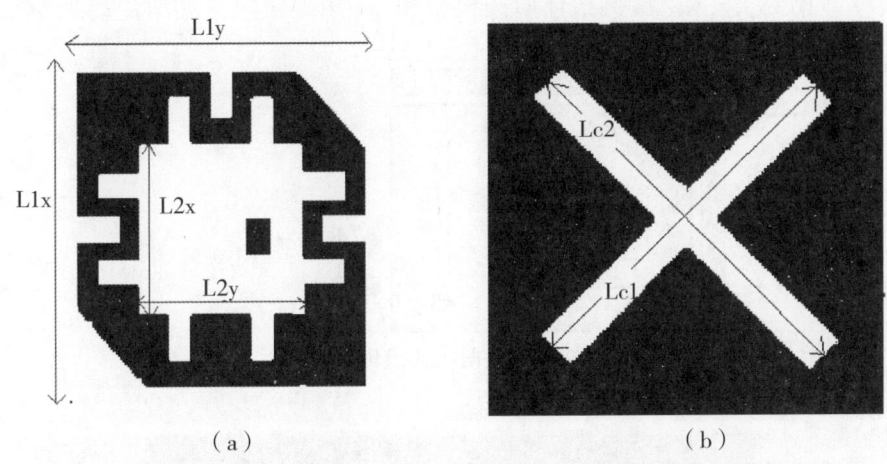

图 2.22　宽带 CP 天线俯视图（a），基底图（b）[14]

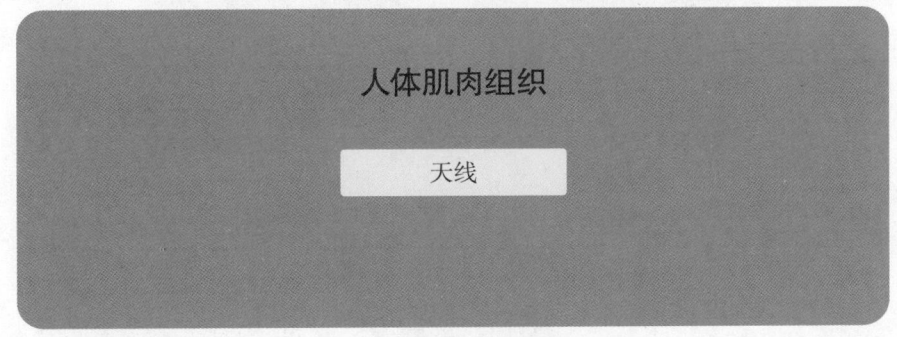

图 2.23　单层组织模型 [14]

2.6.5　宽轴向比圆极化天线 [15]

宽轴向比是植入式天线的一个重要特征，它能够为人体组织提供良好的耐受性，并提供高效的数据交换。相比引人注目的多层贴片天线，单层

41

贴片天线因其简单的几何形状、紧凑的尺寸及良好的稳定性而具有较宽的轴向比。如图 2.24 所示的天线结构有一个中心方形槽，其中有四个狭缝，分别位于贴片的每一侧。此外，四个裂缝中的两个延伸到末端，在中心方槽的对角线处还有一对扰动元件。

为了评估该天线的灵敏度，将天线嵌入到三种不同的立体单层皮肤模型中，即单层头皮模型、圆柱体肌肉模型和三层组织模型（如图 2.25 所示）。

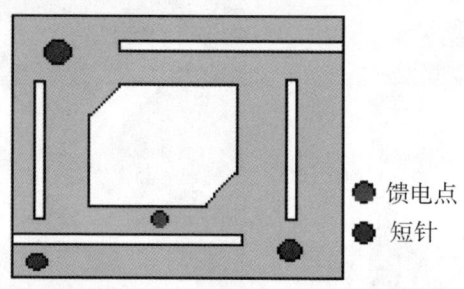

图 2.24　宽轴向比圆极化天线[15]

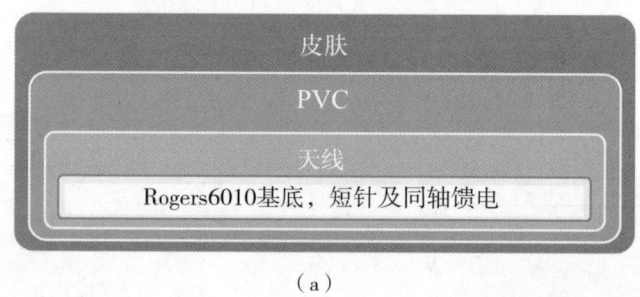

（a）

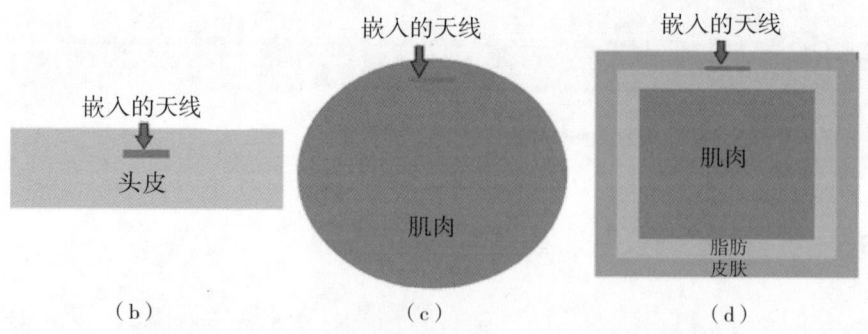

图 2.25　各种身体模型：（a）立体单层皮肤模型；（b）单层头皮模型；（c）圆柱体肌肉模型；（d）三层组织模型[15]

在测量中，将猪肉末和皮肤仿真凝胶作为人体皮肤组织模型。所有圆极化天线的比较结果见表2.4。

表2.4 圆极化天线

天线类型	电容加载圆极化天线[11]	环路圆极化天线[12]	基底辐射圆极化天线[13]	宽带圆极化天线[14]	圆极化贴片天线[15]
年份	2014	2013	2015	2016	2017
频段	ISM	ISM	ISM	ISM	ISM
体积（mm^3）	127	214.6	54.95	127	127
谐振频率（GHz）	2.455	0.915	2.45	2.45	2.4
BW（%/GHz）	7.7%/0.19	18.2%/0.161	18.2%/0.621	16.51%/0.39	6.2%/0.15
增益（dBi）	−22	−32	−19.8	−17.16	−27.2
比吸收率（1g W/kg）	213	599	356.4	254.74	nd
PT（mW）	7.51	2.6	< 4.49	6.28	nd
基底材料	Rogers	Rogers	泰康利衬底	Rogers	Rogers
电容率	10.2	10.2	2.95	10.2	10.2
回波损耗（dB）	< −10	< −10	< −10	> −10	> −10
仿真工具	HFSS/CST	HFSS	HFSS/CST	CST/HFSS	
模型	HSFF（立体皮肤模体），CST（3D高斯体素人体模型）	单层皮肤模型	单层及多层组织模型	高斯体素人体模型，HFSS人体肌肉组织立体盒	立体单层皮肤模型
体外测试	单层皮肤材料（溶液）	猪肉和凝胶	固体模体	肌肉仿真液	猪肉和凝胶
在体测试	nd	nd	nd	nd	nd
AR				AR ≤ 3dB, 6.09%	

注：nd：未定义；BW：带宽；PT：允许的输入功率

2.7 其他天线

本节我们将讨论基于不同技术的多种植入式天线,如折叠平面倒 F 天线等。

2.7.1 折叠平面倒置 F 天线(PIFA)

平面倒 F 天线由于在设计上的灵活性和适应性[8],常被用于无线遥测领域。该天线由单极子天线制成,通过折叠单极子来减小天线的高度,同时保持相同的共振长度,产生倒 L 天线。当倒 L 天线有馈电时就如同倒 F 天线。将平面元素应用于薄面网倒 F 时即可获得平面倒 F 天线。此外,在基底和贴片板上增加短针,增加天线的有效尺寸,以进一步减小天线的整体尺寸[16]。

参考文献 [8] 中介绍了皮肤植入微型平面倒 F 天线,它在医疗植入通信服务频段工作,可用于生物遥测。该天线在一个装有一半皮肤组织仿真液的塑料玻璃容器中进行功能测试,将其浸泡在 2cm 处完成,然后在解剖头部模型内检查天线性能。

由于天线安装在解剖头部模型,因此将折叠天线设计为圆形(图 2.26 所示)。该天线由圆形基底和垂直折叠的双弯曲贴片组成,并用胶层将电介质层粘合在一起。高介电常数衬底层由低介电常数胶层隔离,使得天线的有效介电常数和电长度随谐振频率的增加而降低。弯道等距为 1mm,宽度较小,以增加贴片的辐射面积。设计的短针用于进一步减小天线的尺寸。折叠天线的具体尺寸见参考文献 [8]。

2.7.2 零阶共振(ZOR)天线[17]

这种小型的宽带天线具有结构紧凑、频带较宽、尺寸小巧及性能良好的特点,可应用于生物医学领域。由于人体介电常数的变化,天线的谐振频率会发生偏移。本节介绍了可应用于 MICS 波段的零阶谐振天线,通过负零阶共振(ZOR)现象,得到了 10dB 回波损耗、结构紧凑、覆盖整个

MICS 波段的天线。此外，天线的回波损耗不依赖于人体电学特性的变化。该天线由一个有 CPW 馈电的辐射贴片和一个可降低人体对天线性能影响的底部贴片组成（如图 2.27 所示）。利用两个串联芯片电感获得并联电感（LL），得到贴片和基底之间的负零阶共振。零阶共振频率由公式（2.1）给出：

$$\omega_o = \frac{1}{2\pi\sqrt{2C_R \times L_L/2}} = \frac{1}{2\pi\sqrt{C_R \times L_L}} \tag{2.1}$$

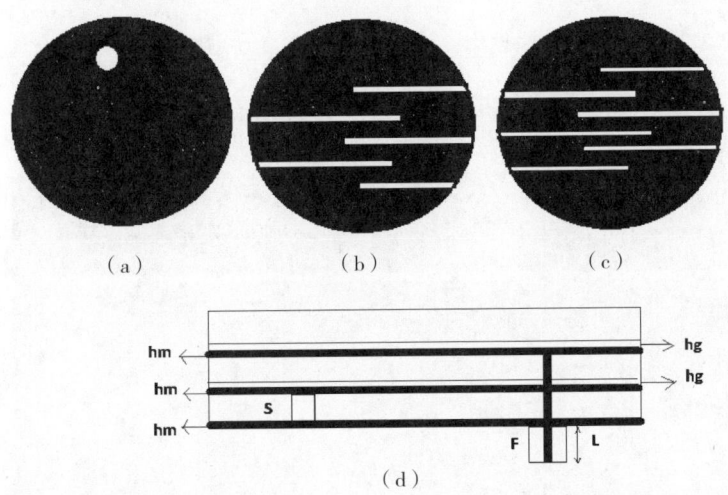

图 2.26 倾斜平面倒 F 天线：（a）基底平面；（b）下贴片；（c）上贴片；（d）侧平面[8]

为了验证天线的性能，将天线用聚碳酸酯包裹并放置在人体组织仿真液中。该辐射模式类似于空气中的偶极子，但在人体组织仿真液中，身体的导电损失特性使得辐射模式类似于单极子。由于 FR4 衬底的高介电损耗，该天线具有 −38dB 的低增益。

2.7.3 柔性天线[18]

生物医学遥测领域已引入多种生物医学天线。早期的生物医学天线没有很好的回波损耗，也未对 Sarthe 横截面图的计算进行模拟或测量实验（如

图 2.28 所示）。

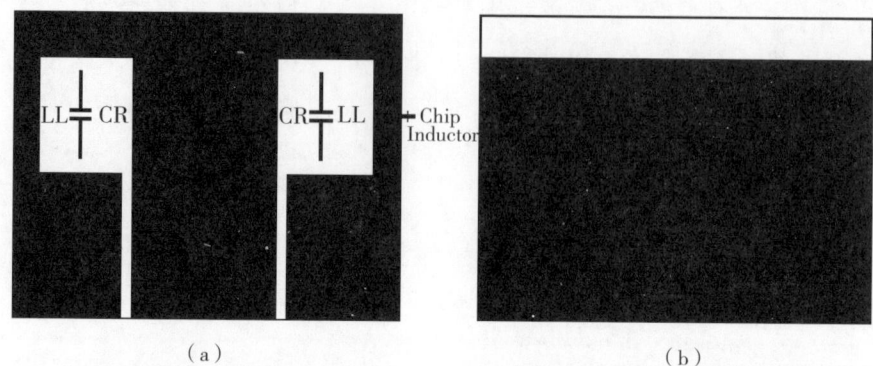

图 2.27 零阶共振天线结构：（a）俯视图，（b）底视图[17]

图 2.28 柔性天线的横截面图[18]

  天线的设计如图 2.29 所示。该天线的设计采用切割槽来进行优化，从而使得电流分布非常均匀，在各个环节重复此步骤以获得最小的回波损耗。优化后的尺寸参数详细列表见参考文献 [18]。

  图 2.30 所示的三层几何模型由肌肉组织、脂肪组织和皮肤组织组成。

  该天线的辐射模式是定向的（显著的单峰辐射），且辐射方向高度聚焦在一个方向，因此可避免身体受到辐射。

为了最大限度地减少将天线植入体内的不适感，天线设计得非常薄，这使得天线在体内具有很高的灵活性。在失真情况下，谐振频率会向低频率偏移，而随着天线弯曲度的提高，谐振频率会越来越低，回波损耗也随之增加。

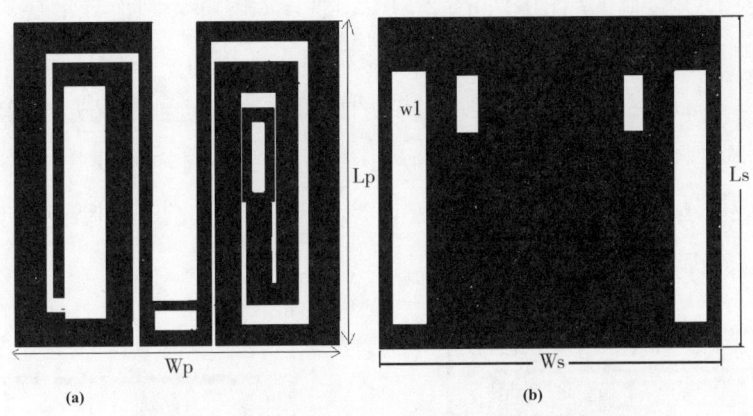

图2.29 天线尺寸：（a）贴片，（b）基底[18]

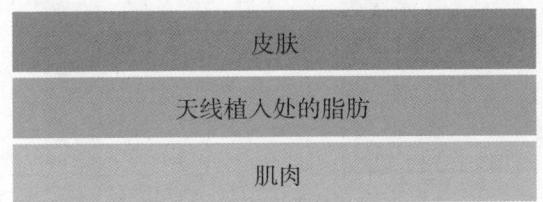

图2.30 三层皮肤模型内的天线[18]

2.7.4 双模式（加热/辐射测量）天线[19]

在医学应用方面，微波加热和辐射测量都是由无线电波实现的。微波加热用于肿瘤和良性前列腺肥大的治疗，而监测微波加热治疗过程中的温度时，则用微波辐射测量。两者均可用于监测皮肤病中的组织温度和无创治疗。在进行血液灌注评估时，组织主要由天线进行加热，加热结束后，则由辐射测量法读取温度衰减的速率。

早期的双模天线采用环形槽天线（ASA）和外置环形槽天线以0.9GHz加热，并在L波段采用单片环形槽天线进行辐射测量。然而，这种模式存在频带内外的射频干扰（RFI）问题。为解决此问题，引入了用于加热（在0.9GHz处）和辐射测量（在3.7GHz处）的双模射频干扰增强模式。在3.7GHz处进行辐射测量有两个原因：（1）由于如今Wi-Fi和移动电话的普及，在射频干扰下的工作距离更远；（2）这样可以保护输入辐射测量电路。

双模天线的俯视结构图如图2.31（a）所示，内部为圆形环形槽天线（用于辐射测量），外部为方形环形槽天线（用于加热）。上层结构是硅橡胶，以避免与组织和金属接触而产生过高的比吸收率，也能够通过改变其厚度来调整谐振频率。图2.31（b）显示了密封在铜外壳之内的天线侧视图，铜可有效减少射频干扰。铜射频扼流器（四分之一波长）用于对同轴馈电2上的电流提供高阻抗。

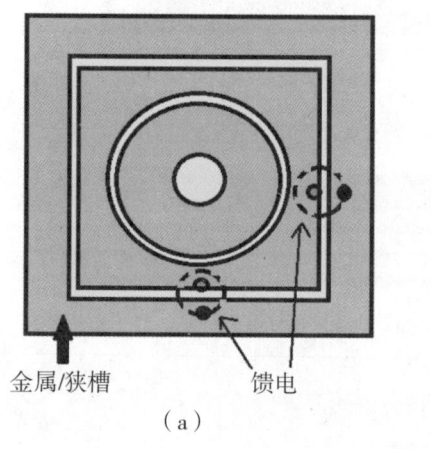
（a）

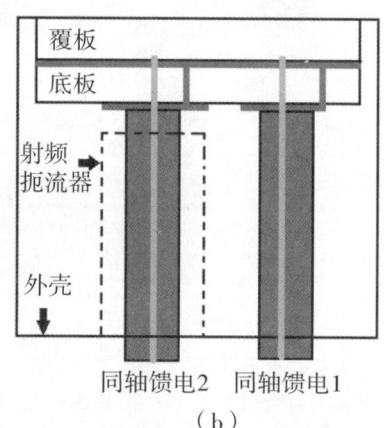
（b）

图2.31 （a）双模天线俯视图 （b）侧视图[19]

在测量过程中，将一块海绵完全浸泡在装满生理盐水的烧杯中，另将一块聚四氟乙烯片或树脂玻璃放置在海绵上，如图2.32所示。

图2.32 用生理盐水浸泡海绵[19]

2.7.5　差分馈电双频天线[20]

早期的植入式天线，如微带天线或平面倒 F 天线都只能在单频段工作。近年来，引入了双频带植入天线以拓宽带宽。此外，还有三频段和折叠式的植入式天线。而差分馈电双频天线可以连接到双互补的金属氧化物半导体发射器上，以记录神经信号。覆盖层作为组织和金属散热器之间的缓冲层，可保护天线免受与半导体组织的相互作用。此外，该天线具有对称结构，分支呈螺旋形，如图 2.33 所示，与主路相连获得第二次共振。为了改进差分电路连接，馈电位于天线同侧。

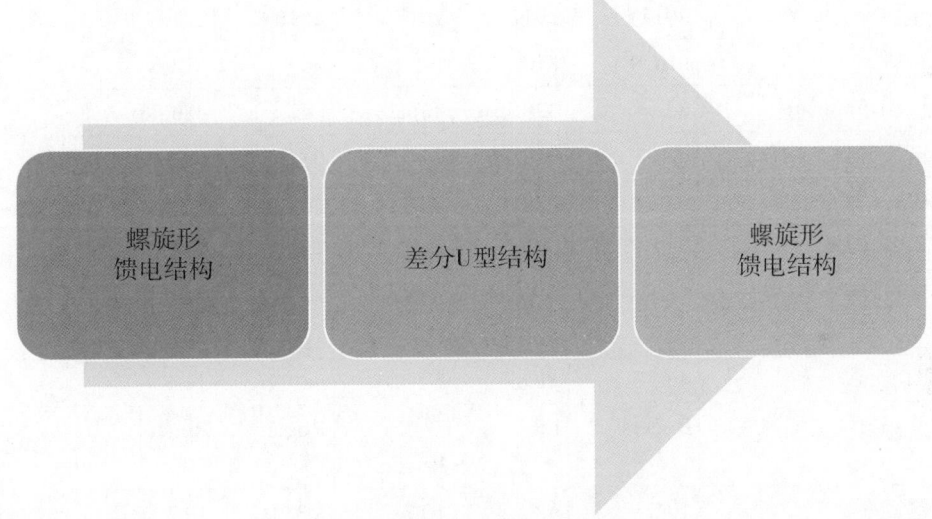

图 2.33　差分馈电双频天线结构[20]

在差分馈电中，两个端口的激励相位差为 180°，幅值相等。采用反射系数（奇模）Γ_{odd} 来计算反射系数，其表达式为：

$$\Gamma_{odd} = S_{11} - S_{12} \quad (2.2)$$

用单层和三层组织对该天线进行模拟。在单层组织模型中，根据天线的尺寸来决定其在组织中的定位。在三层组织模型中，评估了天线在不同组织层中的位置对性能的影响。反射系数（奇模）不随仿真环境的变化而变化。天线的测量在一个装有组织和皮肤仿真凝胶的塑料盒中完成。

➢ 优势：
- 易连接至差分电路。
- 可消除匹配电路和阻抗平衡器产生的损失。

➢ 用途：
- 植入式神经信号记录。

其他类型天线的性能比较结果见表2.5。

表 2.5 其他天线

天线类型	折叠平面倒F 天线[8]	零阶共振天线[17]	矩形灵活天线[18]	双模天线（加热）[19]	差分馈电双频天线[20]	
年份	2012	2011	2017	2016	2012	
频段	MICS	MICS	ISM	nd	MICS	
体积（mm^3）	nd	328.176	406.78	nd	480.06	
谐振频率（GHz）	0.402	0.402	2.432	0.9	0.4339	0.5424
BW（%/GHz）	0.044	0.009	0.231	nd	7.30%	5.40%
增益（dBi）	−37.1	−38	4.016	−20.1	nd	nd
比吸收率（1g W/kg）	< 1.6	1.54/1g	0.214	nd	0.00244/1g	0.00266/1g
PT（mW）	4.927	11.8	2	nd	13.5	
基底材料	Rogers	FR4	双边Rogers	Rogers	Rogers	
电容率	10.2	4.4	10.2	3.38	10.2	
回波损耗（dB）	> −10	−10	−34	−12.1	> −10	
仿真工具	HFSS	nd	CST	HFSS	HFSS	
模型	解剖头部模型	人体液体模体	三层皮肤模型		一层和三层组织模型	
体外测试	液体	液体	nd	浸泡盐水的海绵	皮肤仿真凝胶	
在体测试	nd	nd	nd	nd	nd	

注：nd：未定义；BW：带宽；PT：允许的输入功率

2.8 小结

本章介绍了用于不同生物医学应用的植入式天线的整体性能，如压力监测、起搏器连接、远程医疗、实时测量、辐射计/加热、血糖水平检查、内窥镜检查、胰岛素输出和血压测量等应用场景。根据相关文献，纺织天线的回波损耗最高，为–45dB，带有弯曲流线的偶极子天线的阻抗带宽最高，为35%。确定合理的比吸收率及保证患者安全的最大输入功率是今后可植入生物医学天线亟待解决的问题。

关键词

- 环形插槽天线
- 人体组织模体
- 植入式天线
- 体外测量
- 体内测量
- 比吸收率（SAR）

参考文献

1. Liu, C., Guo, Y., Liu, X., & Xiao, S., (2016). An integrated on-chip implantable antenna in 0.18 μm CMOS technology for biomedical applications. *IEEE Transactions on Antennas and Propagation, 64*(3), 1167–1172.
2. Lesnik, R., Verhovski, N., Mizrachi, I., Milgrom, B., & Haridim, M., (2018). Gain enhancement of a compact implantable dipole for biomedical applications. *IEEE Antennas and Wireless Propagation Letters, 17*(10), 1778–1782.
3. Adel, D., Hilal, M. E. M., & Soubhi, A. C., (2018). In implantable antennas for biomedical applications: An overview on alternative antenna design methods and challenges. *International Conference on High Performance Computing and Simulation.*
4. Rahaman, M. A., & Delwar, H. Q., (2019). In design and overall performance analysis of an open-end slot feed miniature micro strip antenna for on-body

biomedical applications. *International Conference on Robotics, Electrical, and Signal Processing Techniques (ICREST)* (pp. 200–204). Dhaka, Bangladesh, Dhaka, Bangladesh.

5. Xu, L., Guo, Y., & Wu, W., (2013). Miniaturized slot antenna for biomedical applications. *Electronics Letters, 49*(17), 1060–1061.
6. Scarpello, M. L., et al., (2011). Design of an implantable slot dipole conformal flexible antenna for biomedical applications. *IEEE Transactions on Antennas and Propagation, 59*(10), 3556–3564.
7. Rabbani, M. S., & Ghafouri-Shiraz, H., (2017). Liquid crystalline polymer substrate-based the micro strip antenna arrays for medical applications. *IEEE Antennas and Wireless Propagation Letters, 16*, 1533–1536.
8. Kiourti, A., Costa, J. R., Fernandes, C. A., Santiago, A. G., & Nikita, K. S., (2012). Miniature Implantable Antennas for Biomedical Telemetry: From Simulation to Realization, *59*(11), 3140–3147.
9. Ashyap, Y. I., et al., (2017). Compact and low-profile textile EBG-based antenna for wearable medical applications. *IEEE Antennas and Wireless Propagation Letters, 16*, 2550–2553.
10. Soh, P. J., et al., (2013). A smart wearable textile array system for biomedical telemetry applications. *IEEE Transactions on Microwave Theory and Techniques, 61*(5), 2253–2261.
11. Liu, C., Guo, Y., & Xiao, S., (2014). Capacitively loaded circularly polarized implantable patch antenna for ISM band biomedical applications. *IEEE Transactions on Antennas and Propagation, 62*(5), 2407–2417.
12. Xu, L., Guo, Y., & Wu, W., (2015). Miniaturized circularly polarized loop antenna for biomedical applications. *IEEE Transactions on Antennas and Propagation, 63*(3), 922–930.
13. Lei, W., Chu, H., & Guo, Y., (2016). Design of a circularly polarized ground radiation antenna for biomedical applications. *IEEE Transactions on Antennas and Propagation, 64*(6), 2535–2540.
14. Li, H., Guo, Y., & Xiao, S., (2016). Broadband circularly polarized implantable antenna for biomedical applications. *Electronics Letters, 52*(7), 504–506.
15. Yang, Z., Xiao, S., Zhu, L., Wang, B., & Tu, H., (2017). A circularly polarized implantable antenna for 2.4-GHz ISM band biomedical applications. *IEEE Antennas and Wireless Propagation Letters, 16*, 2554–2557.
16. Paikhomba, L., & Lakhvinder, S. S., (2017). A brief review on implantable antennas for biomedical applications. *International Journal of Advanced Research in Science and Engineering, 6*(5), 207–222.
17. Ha, J., Kwon, K., & Choi, J., (2011). Compact zero[th]-order resonance antenna for implantable biomedical service applications. *Electronics Letter, 47*(23), 1267–1269.
18. Aleef, T. A., Hagos, Y. B., Minh, V. H., Khawaldeh, S., & Pervaiz, U., (2017). Design and simulation-based performance evaluation of a miniaturized implantable antenna for biomedical applications. *Micro and Nano Letters, 12*(10), 821–826.
19. Tofighi, M., & Pardeshi, J. R., (2017). Interference enhanced biomedical antenna for combined heating and radiometry application. *IEEE Antennas and Wireless*

Propagation Letters, *16*, 1895–1898.
20. Duan, Z., Guo, Y., Xue, R., Je, M., & Kwong, D., (2012). Differentially fed dual-band implantable antenna for biomedical applications. *IEEE Transactions on Antennas and Propagation, 60*(12), 5587–5595.

第三章

基于开口谐振环的生物医学传感器

SUSHMITA BHUSHAN and SANJEEV KUMAR

Department of ECE, Ambedkar Institute of Advanced Communication Technologies and Research, Delhi, India, E-mails: Sushmita.iert@gmail.com (S. Bhushan), skgaale@gmail.com (S. Kumar)

摘要

　　如今,传感器被广泛应用于食品安全、大气监测、疾病诊断等各个领域。尽管表面等离子体共振、超声波、非材料、电传感器等多种技术均可用于传感器,但这些技术的设计较为复杂,通常需要使用非常精密的仪器并花费大量的时间,因此,近年来,超材料作为一种新型传感器被广泛应用于微波领域中。

　　超材料是一种人工设计材料,具有负折射率(即负磁导率和负介电常数),其特性取决于自身结构和化学成分。可以通过在FR4、Roger等基板材料上构建不同的金属结构来设计不同的超材料。超材料分为两类:谐振和非谐振超材料。开口谐振环(SRR)是一种谐振超材料,它的磁导率和介电常数均为负值,且变化范围较大。基于开口谐振环的传感器设计简单,制造成本低,灵敏度高且响应迅速,谐振频率为其主要传感参数。当开口谐振环结构产生细微的变化时,其谐振频率会发生巨大改变。在本章中,笔者将给出超材料、开口谐振环和缺陷地面结构(DGS)的定义。此外,还

> 将详细讨论开口谐振环的原理和结构,以及缺陷地面结构开口谐振环作为传感器的各种应用。

3.1 超材料

超材料是一种人造材料,具有天然材料所不具备的电学特性。它可以由周期性或非周期性的结构组成,其电学性能取决于自身结构和化学成分。超材料另一个更为重要的特征是材料的结构尺寸小于等于亚波长。微波超材料可通过在基板上设计不同的金属结构来制造,基板可选用FR4、RT duroid高频板、环氧树脂等。超材料的特性随基板而改变。Smith等人首次合成了实验性质的异向介质超材料[1],如图3.1所示。

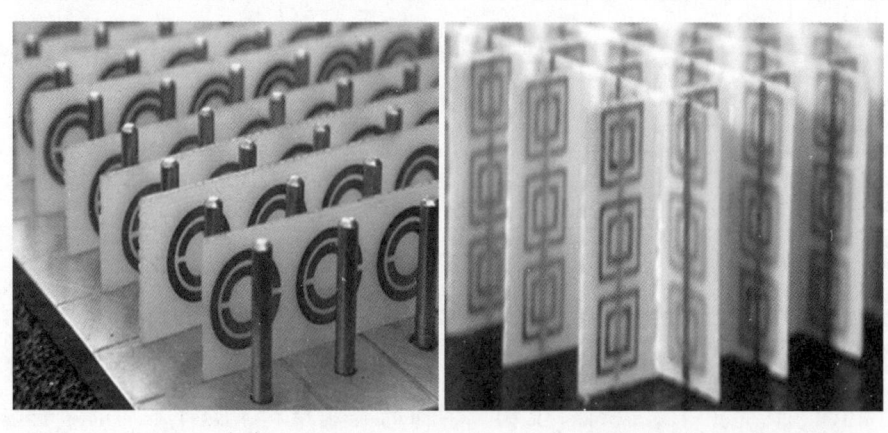

(a) (b)

图3.1 首个实验性质的异向介质超材料

磁导率和介电常数是描述材料基本属性的参数,超材料的这两项参数均为负值。

3.2 超材料的分类

超材料根据其特性,可分为两类:

1. 谐振超材料
2. 非谐振超材料

谐振超材料的优势在于:谐振频率的微小改变会引发磁导率和介电常数的巨大变化。而在非谐振超材料中,谐振频率的变化引起的磁导率和介电常数的改变相对较小。因此,超材料的设计主要取决于设备的应用场景。

3.2.1 开口谐振环

开口谐振环(SRR)是一种具有负磁导率的谐振超材料。法拉第发现了闭合电路的抗磁性理论:当一个闭合电路处于外部时变的磁场中时,将会产生感应电流,感应电流又引发了二次磁通量的产生,这与外部磁场产生的磁通量正好相反,该过程便是抗磁效应[2]。然而,由于闭合电路的抗磁效应不够强,因此负磁导率不能通过该效应来实现。

1966 年,Schelkunoff 提出了一种结构:在封闭的金属环上加载一个电容器,以提高其磁导率[3]。然而,这种结构在微波频率下也难以制造。为了克服微波频率下的这些困难,Pendry 提出了开口谐振环结构,使用分布电容来代替集总电容[4]。

开口谐振环有不同形状,如圆形、方形或三角形。它由在基板表面蚀刻狭缝或缺口的金属环组成。开口谐振环的模型主要由一个等效的 LC 谐振回路构成(如图 3.2 所示)。

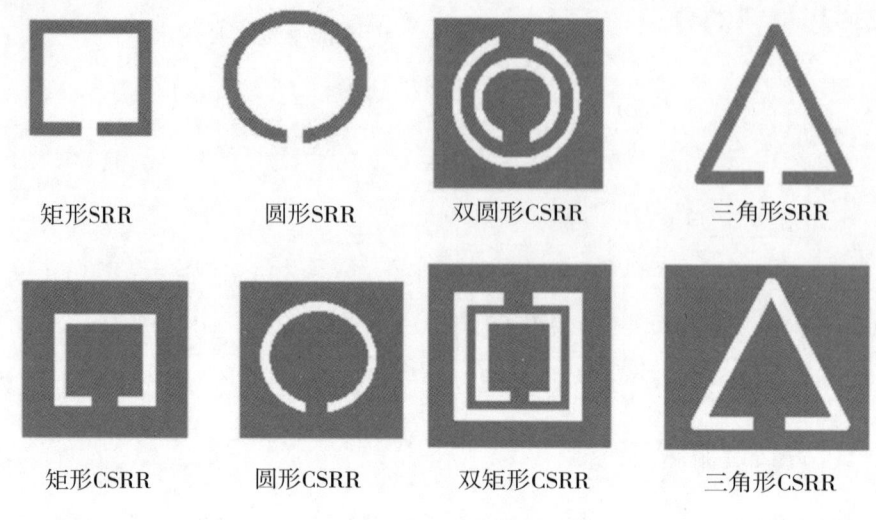

图 3.2 开口谐振环的分类

3.2.2 开口谐振环分析

如图 3.3 所示,开口谐振环由一个金属开口环组成。当向开口谐振环施加时变磁场时,会产生感应电流。

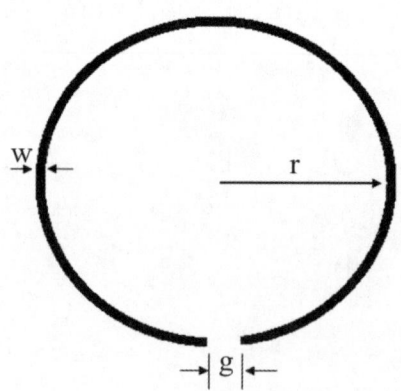

图 3.3 开口谐振环的结构

开口谐振环可用等效并联 LC 电路来表示。通过环的磁通相当于电感 L,而环之间的开口等于间隙电容 C。图 3.4 为开口谐振环的等效电路。

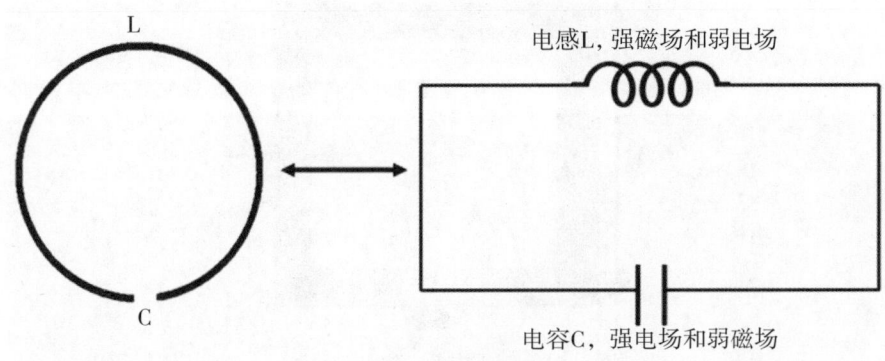

图 3.4　开口谐振环的等效电路

3.3　开口谐振环的参数

如图 3.5 和 3.6 所示，开口谐振环的谐振频率、电感和电容由其几何结构决定。

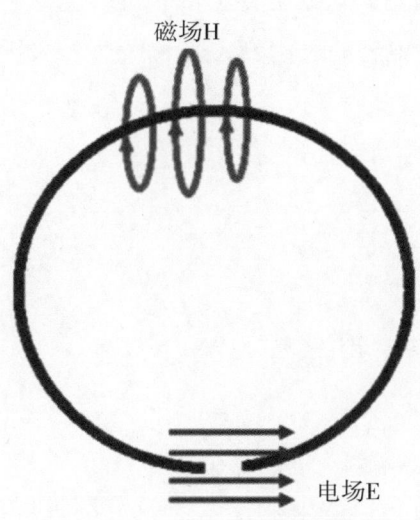

图 3.5　开口谐振环示意图

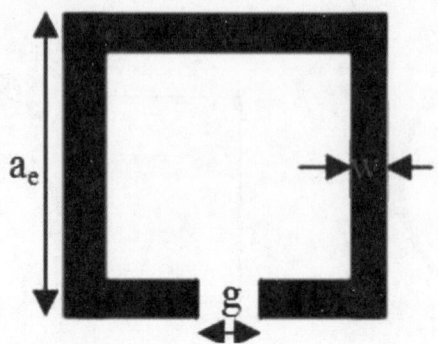

图 3.6 开口谐振环的几何参数

开口谐振环的几何结构参数包括环长（a_e），环宽（W），环开口间距（g）以及金属的厚度（h）。其谐振频率可用以下公式表示[5]：

$$f_0 = \frac{1}{2\pi\sqrt{L_{net}C_{net}}} \tag{3.1}$$

公式中的电感（L_{net}）和电容（C_{net}）取决于开口谐振环的几何形状。开口谐振环的电容容量由开口处电容（C_g）和（C_s）组成，两种电容的表达公式如下[6]：

$$C_g = \frac{\varepsilon_0 wt}{g} \tag{3.2}$$

$$C_s = (4a_e - g)C_{pul} \tag{3.3}$$

其中，单位长度的（C_{pul}）可以由以下公式计算：

$$C_{pul} = \frac{\sqrt{\varepsilon_r}}{CZ_0} \tag{3.4}$$

公式中 ε_r 是在介质中的有效介电常数，C 表示光速，Z_0 为特征阻抗。开口谐振环电感表达公式如下[7]：

$$L_{net} \approx \mu_0 l \left[\log\left(\frac{8l}{w+h}\right) - 0.5 \right] \tag{3.5}$$

其中，$L=a_e/2$，μ_0 是真空介电常数。

3.3.1 缺陷地面结构开口谐振环

在设计过程中，开口谐振环通常被印在基板的顶部，而底部则保持接地状态。为了改善开口谐振环传感器的性能，在基板的底部引入了缺陷地面结构（DGS）。结果表明，采用该结构可提高开口谐振环传感器的带宽和灵敏度，还能减小其尺寸。为了更好地理解缺陷地面开口谐振环，首先需了解缺陷地面结构的相关理论。

3.3.2 缺陷地面结构

缺陷地面结构由光子带隙（PBG）结构演变而来。光子带隙结构也被认为是一种电子带隙（EBG）结构[8, 9]。缺陷地面结构可用作具有宽带带阻的低通滤波器。参考文献[10, 11]介绍了从 EBG 结构至缺陷地面结构的发展。

顾名思义，缺陷地面结构是指在平面传输线接地平板上刻蚀的周期性或非周期性结构。这些缺陷结构影响了接地平板上的电流分布[12-14]，从而改变了传输线的电容、电阻和电感等特性。随着缺陷地面结构尺寸和形状的改变，其工作频率也会发生改变。参考文献[15]中，Kim 等人首次提出了一维缺陷地面结构。

缺陷地面结构根据其构造主要可分为两类：
- 单元结构缺陷地面结构
- 周期结构缺陷地面结构

文献[10, 13-21]中介绍了不同形状的缺陷地面结构，它们在微波领域中可用作滤波器，能够控制谐波并抑制不必要的表面波。第一个哑铃型缺陷地面结构及其频率响应如图 3.7 所示[15]。

在周期性缺陷地面结构中，单个缺陷地面结构单元在有限距离内重复排列，各单元的形状及间距会影响其性能。使用周期性缺陷地面结构既可提高性能，也可减小体积。周期性缺陷地面结构单元可以按水平和垂直方式排列，如图 3.8 所示。

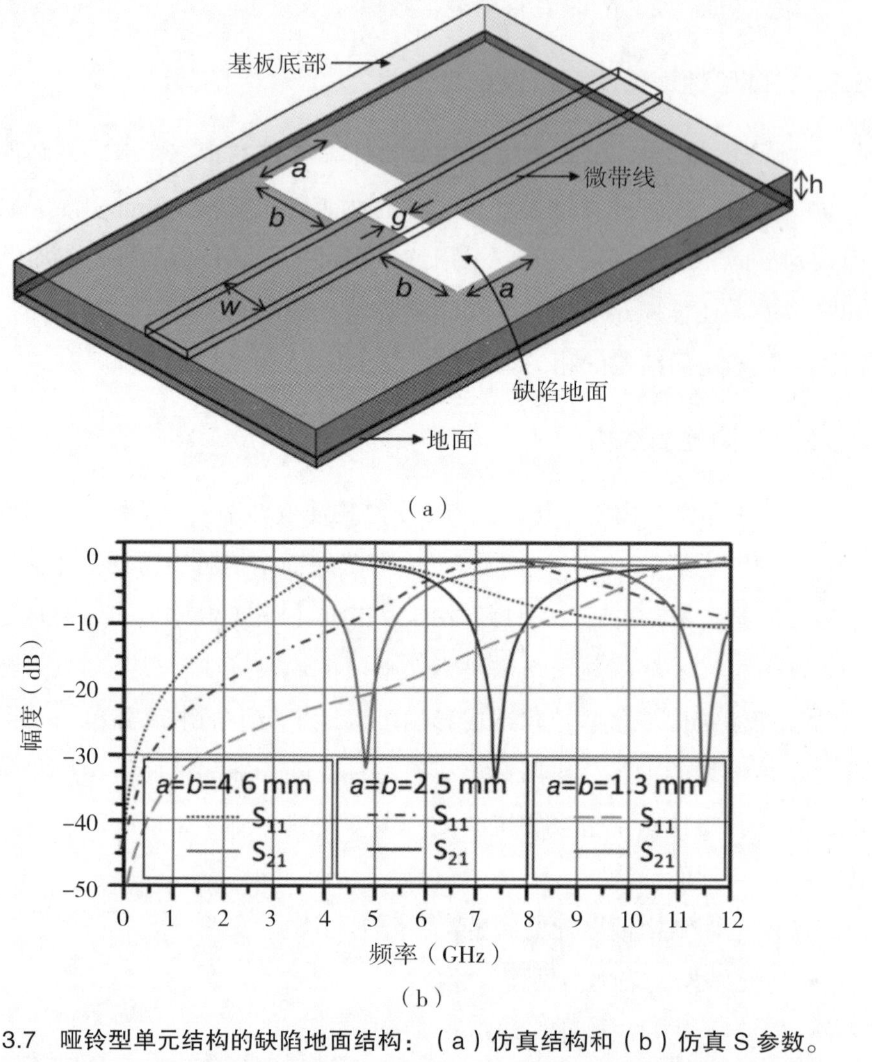

图 3.7 哑铃型单元结构的缺陷地面结构:(a)仿真结构和(b)仿真 S 参数。

缺陷地面结构的等效电路近似于并联的 LC 谐振电路。地面缺陷的形状和大小决定了 LC 参数。提取等效电路参数的方法有以下四种:

- π 型等效电路;
- 准静态等效电路;
- LC 和 RLC 等效电路;
- 使用理想变压器。

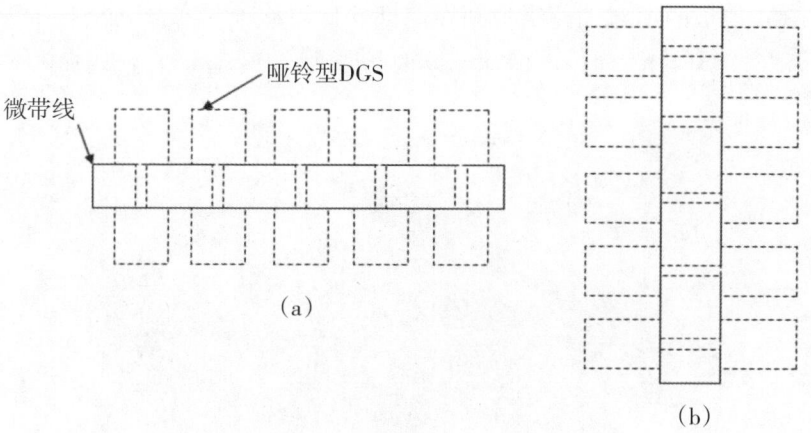

图 3.8　周期性缺陷地面结构：（a）横向周期性缺陷地面结构；（b）纵向周期性缺陷地面结构。

　　LC 和 RLC 是提取缺陷地面结构参数的通用方法。参数计算方法见参考文献 [12]。为提高精度，可使用文献 [22] 中描述的 RLC 模型。参考文献 [23] 则给出了使用准静态模型提取参数的方法。参考文献 [24] 描述了理想变压器提取参数的方法。LC 和 RLC 等效电路的缺点在于电感或电容与地面缺陷的尺寸之间无直接关联。这是一个相对耗时的方法，因此准静态法相比之下更为优越但也更为复杂，并且无法得知缺陷结构的位置。理想变压器法是提取参数的最佳方法，它能确定缺陷结构的位置。缺陷地面结构在微波电路和天线中有着广泛的应用。

3.3.3　开口谐振环在生物医学传感器中的应用

　　开口谐振环传感器在生物医学领域有着广泛的应用。它的设计和制造非常简便，灵敏度高且响应迅速。下文将给出一些开口谐振环传感器的例子。

3.4　用于生物传感的开口谐振环天线

　　开口谐振环已被用于生物传感[5]。开口金属环作为开口谐振环结构印在FR4基板的顶部，而铝板则在底部并保持接地状态。两个微带天线用于激发开口谐振环。开口谐振环的谐振频率为2.12GHz，其结构如图3.9所示。

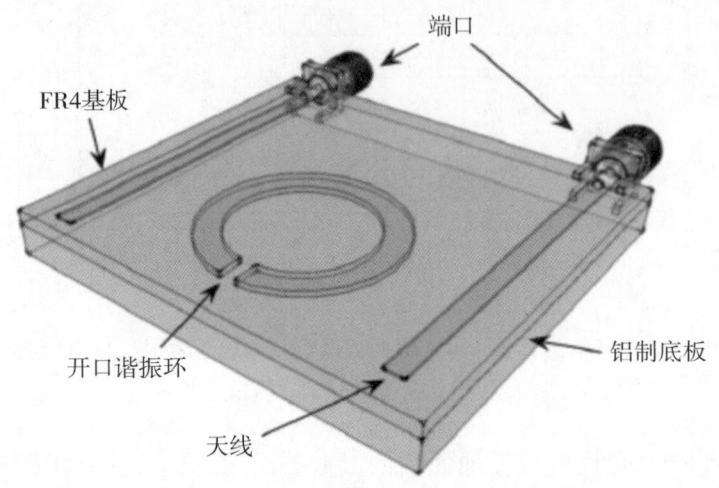

图3.9 用于生物感应的开口谐振环天线

聚对二甲苯沉积涂层位于开口谐振环结构的顶部，主要起密封功能。可通过在不同位置放置不同的液体来观察开口谐振环的特性。此处，碱性成纤维细胞生长因子2（fibroblast growth factor 2，FGF2）和肝素可用于生物医学实验。通过液滴位置的变化可以改变谐振频率，用于传感应用。不同位置的频率响应如图3.10所示。

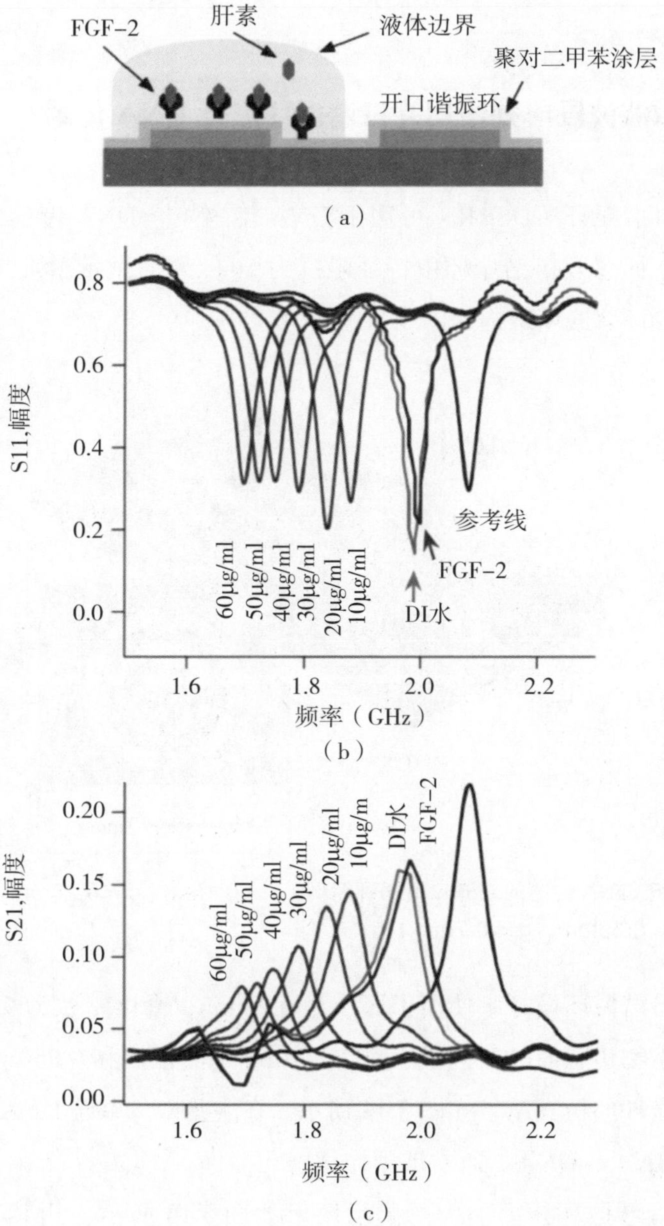

图 3.10 （a）实验装置示意图，（b）S11 光谱，（c）S21 光谱

3.5 在微波波段单独使用开口谐振环进行 DNA 传感

双开口谐振环（DSRR）可用于 DNA 传感[25]。DNA 传感通过谐振频移来完成，而双开口谐振环由特征阻抗为 50 欧姆的微带激发。用于 DNA 感应的双开口谐振环结构如图 3.11 所示。

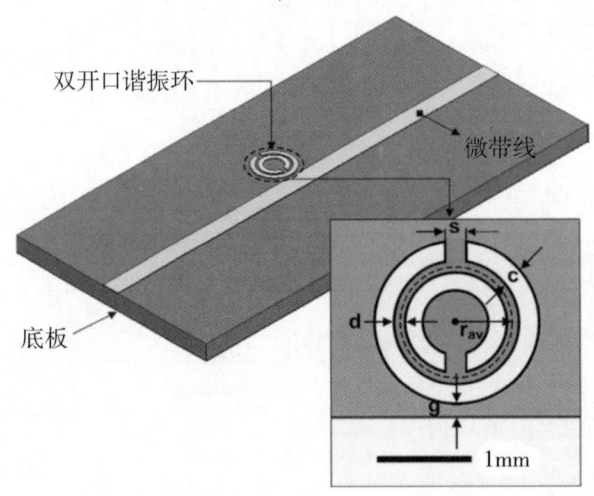

图 3.11　用于 DNA 传感的双开口谐振环示例（d = 0.1mm，c = 0.18mm，s = 0.2mm，a = 0.68mm，g = 0.2mm）

双开口谐振环设计中使用了厚度为 0.76mm、介电常数为 9.7 的底板。为了制备生物传感器，在铜膜上敷 3～5μm 厚的镍层和 0.05μm 厚的金层。双开口谐振环的仿真结果如图 3.12 所示。在实验中，单链 DNA（ss-DNA）和互补 DNA（c-DNA）通常被用作敏感元器件。

双开口谐振环频率响应的测量结果如图 3.13 所示。当其表面与单链 DNA 接触时，其谐振频率从 12.35GHz 偏移至 12.33GHz。而当单链 DNA 与互补 DNA 杂交后，其谐振频率偏移至 12.27GHz。

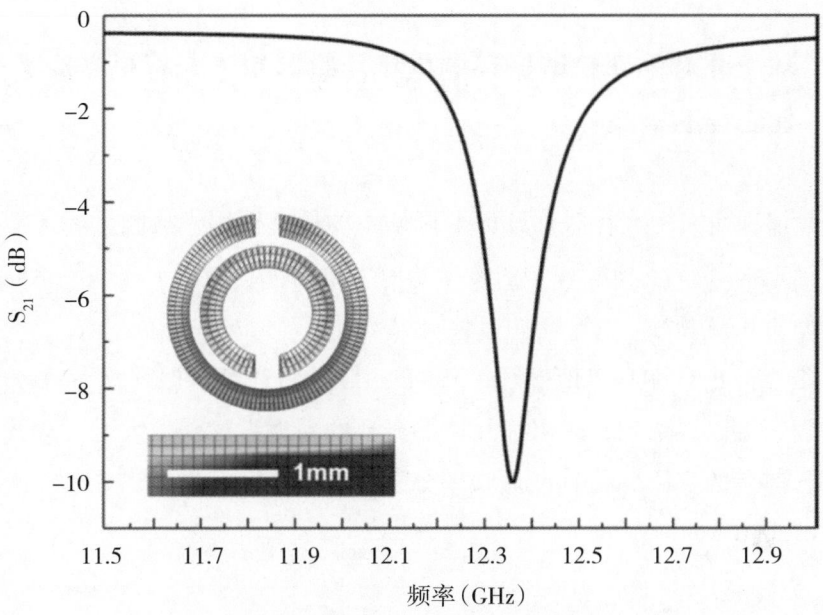

图 3.12 双开口谐振环的仿真结果

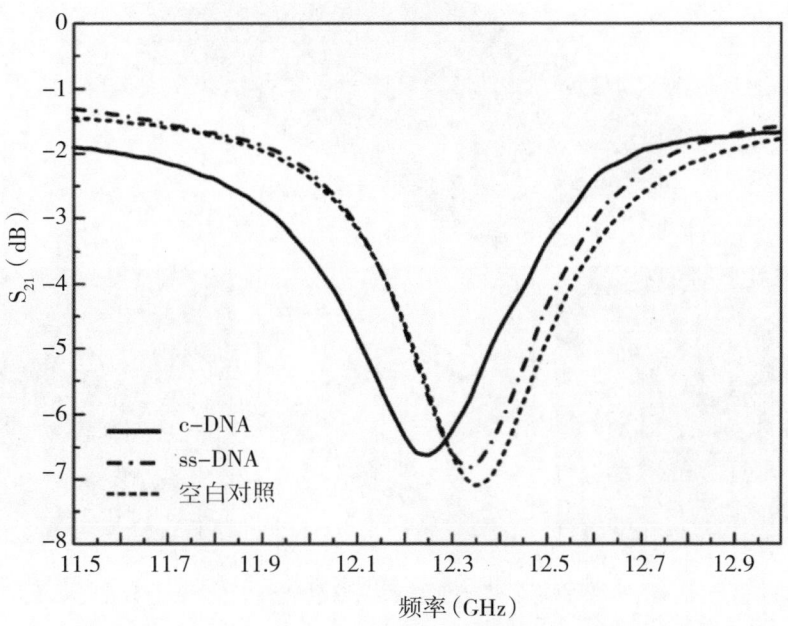

图 3.13 生物传感器的测量结果

3.6 基于非对称开口谐振环的生物传感器用于无标记型应力生物标志物的检测

在该项研究中,非对称开口谐振环生物传感器用于检测无标记型应力生物标志物[26]。皮质醇和 α–淀粉酶应力生物标志物用于测试传感器的性能(如图 3.14 所示)。

此处将非对称开口谐振环(aSRR)与对称开口谐振环(sSRR)进行了比较,可以观察到,非对称开口谐振环的最大带隙深度大于对称开口谐振环,前者的实测和仿真谐振频率分别为 11.25GHz 和 11.27GHz。两者对比如图 3.15 所示。

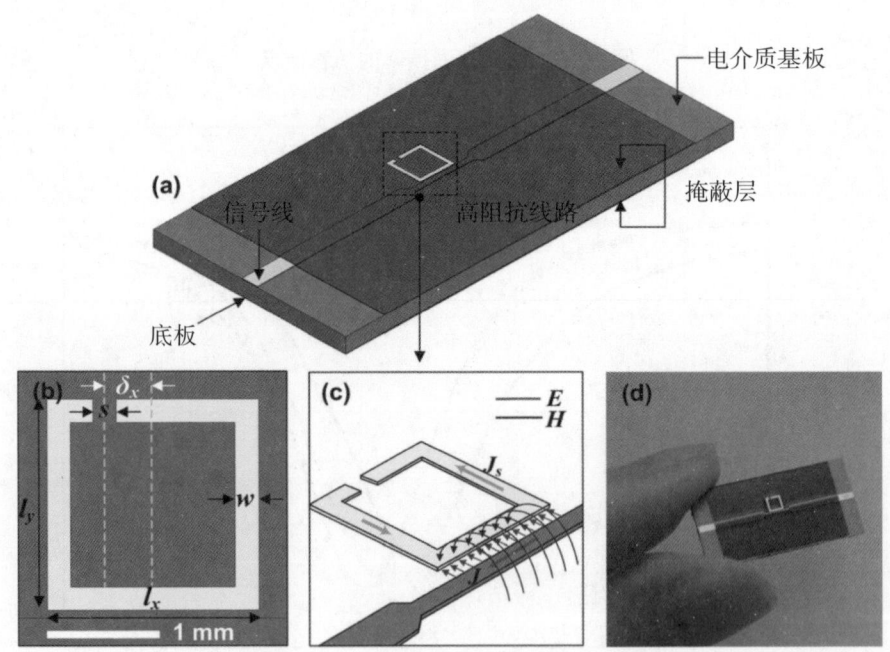

图 3.14 传感器样品的制备及其示意图

第三章 / 基于开口谐振环的生物医学传感器

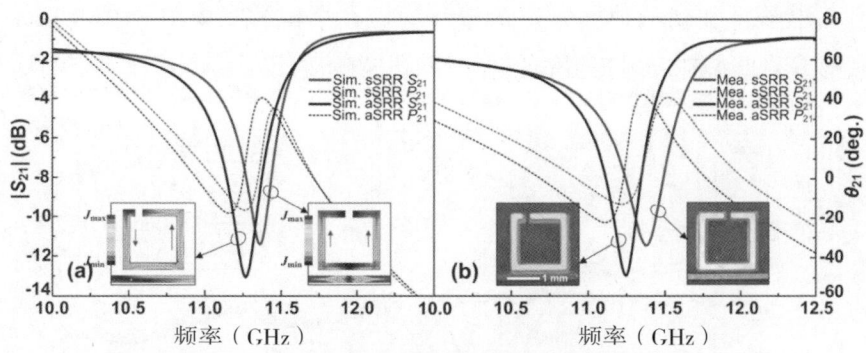

图 3.15 非对称开口谐振环与对称开口谐振环的对比

3.7 用于快速检测血浆中葡萄糖含量的缺陷地面开口谐振环

该项研究设计并制造了一种用于快速检测血浆中葡萄糖含量的开口谐振环[27]。其中主要有两种开口谐振环结构（即圆形和方形）。圆形开口谐振环的谐振频率为 1.9GHz，方形开口谐振环的谐振频率为 8.3GHz。

这项研究还将缺陷地面结构结构引入方形开口谐振环。据观察，缺陷地面结构的引入带来了陡峭的截止谐振频率及较深的抑制频带。图 3.16 为圆

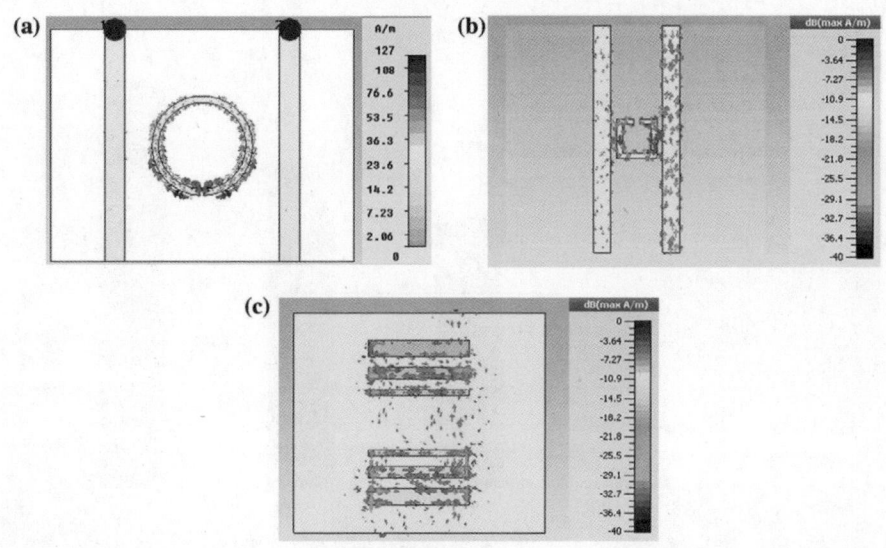

图 3.16 仿真（a）圆形开口谐振环结构；（b）方形开口谐振环结构；（c）缺陷地面结构平面

形开口谐振环和缺陷地面开口谐振环的仿真结构。图 3.17 和图 3.18 分别为圆形开口谐振环和方形开口谐振环的传感响应。

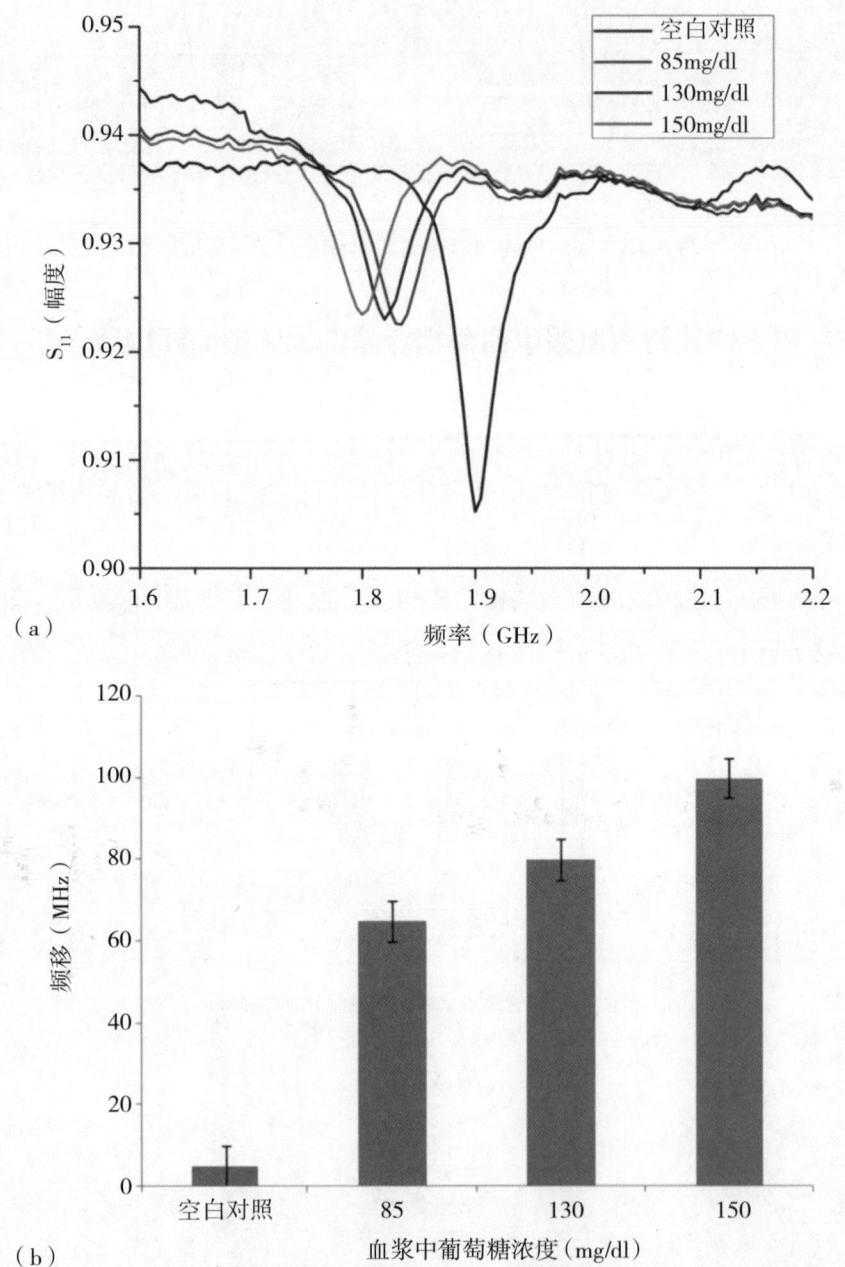

图 3.17 （a）圆形开口谐振环对血浆中不同浓度葡萄糖的频率响应；（b）相应的频移

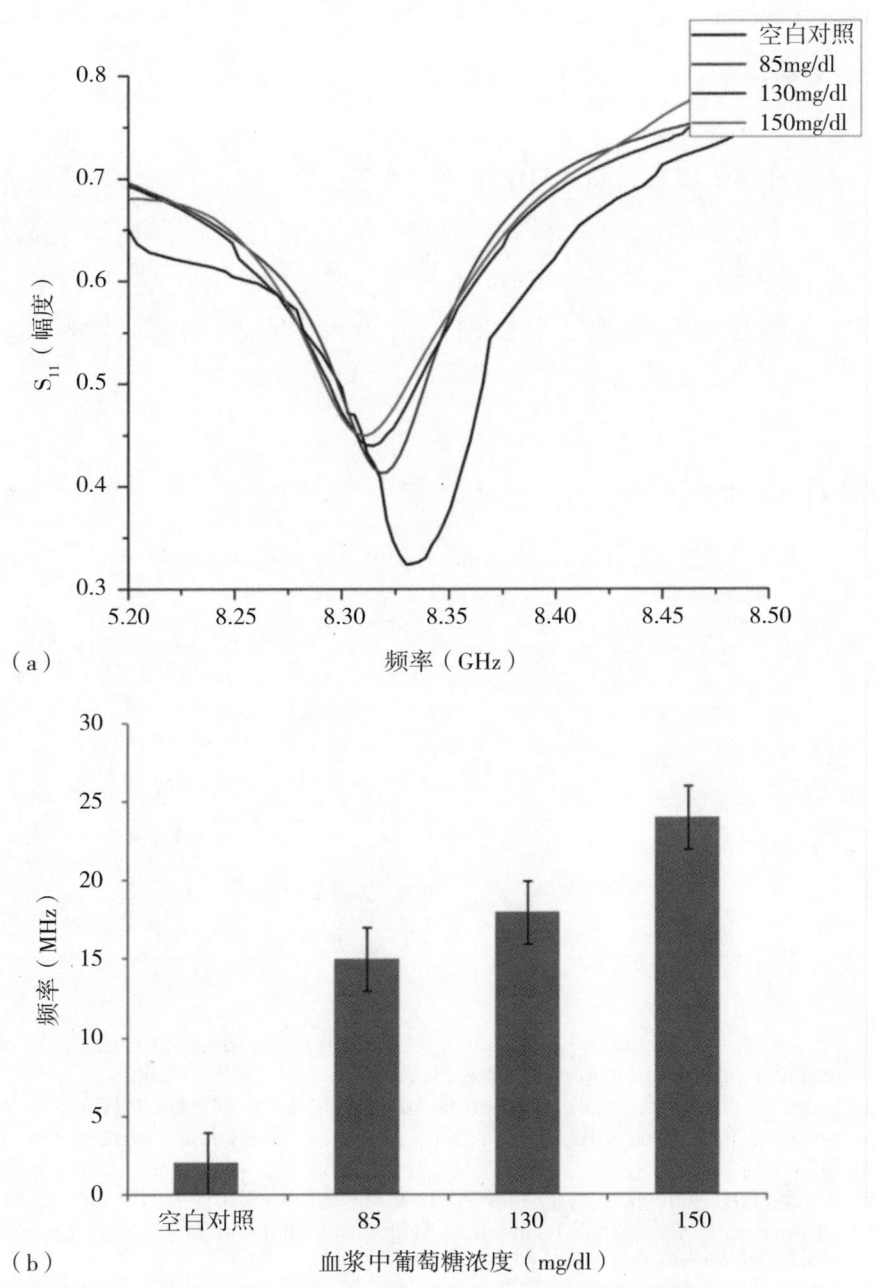

图 3.18 （a）方形开口谐振环对血浆中不同浓度葡萄糖的频率响应；（b）相应的频移

3.8 小结

本章介绍了超材料和开口谐振环的基本概念，以及开口谐振环传感器的设计理念。开口谐振环传感器设计简洁，使用方便，响应迅速且准确度高，在生物传感领域应用广泛。同时，也可将缺陷地面结构引入开口谐振环传感器以提高其性能。此外，本章还讨论了开口谐振环生物传感器的多种应用。

关键词

- 缺陷地面结构
- 双开口谐振环
- 电子带隙
- 光子带隙
- 开口谐振环
- 对称开口谐振环

参考文献

1. Shelby, R. A., Smith, D. R., & Schultz, S., (2001). Experimental verification of a negative index of refraction. *Science, 292*, 77–79.
2. Hayt, W., (1989). *Engineering Electromagnetics* (5th edn.). MC Graw-Hill.
3. Shelkunoff, S. A., & Friis, H. T., (1966). *Antennas Theory and Practice* (3rd edn.). Wiley, New York.
4. Pendry, J. B., Holden, A. J., Robbins, D. J., & Stewart, W. J., (1999). IEEE transactions on microwave theory and techniques. *Magnetism from Conductors and Enhanced Nonlinear Phenomena, 47*(11), 2075–2084.
5. Torun, H., Cagri, T. F., Dundar, G., & Yalcinkaya, A. D., (2014). An antenna-coupled split-ring resonator for bio-sensing. *Journal of Applied Physics*, 116.
6. Selvaraju, R., Jamaluddin, M. H., Kamarudin, M. R., Nasir, J., & Dahri, M. H., (2018). Complementary split ring resonator for isolation enhancement in 5 g communication antenna array. *Progress in Electromagnetics Research C, 83*, 217–228.

7. Sydoruk, O., Tatartschuk, E., Shamonina, E., et al., (2008). Resonant frequency of singly split single ring resonators: An analytical and numerical study. *Presented at Metamaterials' 2008, 2nd International Congress on Advanced Electromagnetic Materials in Microwaves and Optics.* Pamplona, Spain.
8. Dal, A., Jun-Seok, P., Chul-Soo, K., Juno, K., Yongxi, Q., & Itoh, T., (2001). A design of the low-pass filter using the novel micro strip defected ground structure. *IEEE Trans. Microw. Theory Techniq., 49*, 86–93.
9. Yang, F. R., Ma, K. P., Yongxi, Q., & Itoh, T., (1999). A uniplanar compact photonic-band gap (UC-PBG) structure and its applications for microwave circuit. *IEEE Trans. Microw. Theory Techniq., 47*, 1509–1514.
10. Guha, D., Biswas, S., & Antar, Y. M. M., (2010). Defected ground structure for micro strip antennas. In: Guha, D., & Antar, Y. M. M., (eds.), *Micro Strip and Printed Antennas* (pp. 387–343). John Wiley & Sons, Ltd.: New York.
11. Mollah, M. N., Karmakar, N. C., & Fu, J. S., (2005). Investigation of novel tapered hybrid defected ground structure (DGS). *Int. J. RF Microw. Comp. Aided Eng., 15*, 544–550.
12. Ahn, D., Park, J. S., Kim, C. S., Kim, J., Qian, Y., & Itoh, T., (2001). A design of the low-pass filter using the novel micro strip defected ground structure. *IEEE Transactions on Microwave Theory and Techniques, 49*(1), 86–93.
13. Woo, D. J., Lee, T. K., Lee, J. W., Pyo, C. S., & Choi, W. K., (2006). Novel U-slot and V-slot DGSs for band stop filter with improved Q factor. *IEEE Transactions on Microwave Theory and Techniques, 54*(6), 2840–2847.
14. Liu, H. W., Li, Z. F., & Sun, X. W., (2003). A novel fractal defected ground structure and its application to the low-pass filter. *Microwave and Optical Technology Letters, 39*(6), 453–456.
15. Chul-Soo, K., Jun-Seok, P., Dal, A., & Lim, J. B., (2000). A novel 1-D periodic defected ground structure for planar circuits. *IEEE Microw. Guided Wave Lett., 10*, 131–133.
16. Abdel-Rahman, A. B., Verma, A. K., Boutejdar, A., & Omar, A. S., (2004). Control of band stop response of Hi-Lo microstrip low-pass filter using slot in ground plane. *IEEE Trans. Microwave Theory Tech., 52*(3), 1008–1013.
17. Kim, C. S., Lim, J. S., Nam, S., Kang, K. Y., & Ahn, D., (2002). Equivalent circuit modeling of spiral defected ground structure for micro strip line. *Electronic Lett., 38*(19), 1109–1110.
18. Chen, J., Huang, T. H., Chang, C. S., Chen, L. S., Wang, N. F., Wang, Y. H., & Houng, M. P., (2006). A novel cross-shape DGS applied to design ultra-wide stop band low-pass filters. *IEEE Microwave Wireless Components. Lett., 16*(5), 252–254.
19. Mandal, M. K., & Sanyal, S., (2006). A novel defected ground structure for planar circuits. *IEEE Microwave Wireless Components. Lett., 16*(2), 93–95.
20. Burokur, S. N., Latrach, M., & Toutain, S., (2005). A novel type of micro strip coupler utilizing a slot split ring resonators defected ground plane. *Microwave Opt. Technol. Lett., 48*(1), 138–141.
21. Hou, Z. Z., (2008). Novel wideband filter with a transmission zero based on split-ring resonator DGS. *Microwave Opt. Technol. Lett., 50*(7), 1691–1693.
22. Chang, I., & Lee, B., (2002). Design of defected ground structures for harmonic control of active micro strip antenna. *IEEE Antennas and Propagation Society International Symposium, 2*, 852–855.

23. Karmakar, N. C., Roy, S. M., & Balbin, I., (2006). Quasi-static modeling of defected ground structure. *IEEE Trans. Microwave Theory Tech., 54*(5), 2160–2168.
24. Caloz, C., Okabe, H., Iwai, T., & Itoh, T., (2004). A simple and accurate model for micro strip structures with slotted ground plane. *IEEE Microwave Wireless Components. Lett., 14*(4), 133–135.
25. Hee-Jo, L., & Hyun-Seok, L., & Kyung-Hwa, Y., & Jong-Gwan, Y., (2010). DNA sensing using split-ring resonator alone at microwave regime. *Journal of Applied Physics, 108*, 014908–014908. doi: 10.1063/1.3459877.
26. Hee-Jo, L., Jung-Hyun, L., Suji, C., Ik-Soon, J., & Jong-Soon, C., (2013). Asymmetric split-ring resonator-based biosensor for detection of label-free stress biomarkers. *Applied Physics Letters,* 103.
27. Ankita, V., Sushmita, B., Pramod, N. T., Manish, G., & Singh, B. R., (2017). A defected ground split ring resonator for an ultra-fast, selective sensing of glucose content in blood plasma. *Journal of Electromagnetic Waves and Applications, 31*(10), 1049–1061.

第四章

基于支持向量机的软件故障易发性评估及其生物医学应用

RENU DALAL,[1] MANJU KHARI,[1] and DIMPLE CHANDRA[2]

[1]*Assistant Professor, Computer Science and Engineering Department, AIACT&R, GGSIPU, Delhi, India, E-mails: dalalrenu1987@gmail.com (R. Dalal), manjukhari@yahoo.co.in (M. Khari)*

[2]*Assistant Professor, Computer Science and Engineering Department, NIET, Greater Noida, Uttar Pradesh, India, E-mail: dimplechandra1988@gmail.com*

摘要

测试人员若能在实验早期预测出故障易发模块,就有可能开发出高产优质的软件。这将会使测试人员更专注于其日常活动、工作分配及资源的高效管理。通过软件开发方式对故障易发模块进行准确预测,可以有效地检测并识别这些故障。目前,研究人员大都是在独立模式下使用支持向量机(SVM),即在调用分类前不进行预处理,这就使得预测的准确率有所降低。本章提出了一种将支持向量机(SVM)与特征选择相结合的独特方法,用于预测软件故障易发性(SFPP)。实验结果表明,该方法具有较高的准确率,它采用了5种面向对象的指标,分别为代码行、程序级别、分支计数和唯一操作数,并且,面向对象指标在故障易发模块中极易显现。

4.1 使用支持向量机预测软件故障倾向

软件故障易发性的预测至关重要,它能够使成本最小化,提高检测方法的整体有效性[14]。人们普遍认为,若要在软件项目中检测并消除高风险问题,必须通过软件的验证和与确认来完成[7]。尽管可以针对软件程序组件的一个子集进行试用,但它往往是基于软件指标来完成的,这就为确定软件故障易发性提供了有关应用程序属性的定量描述[47]。人们已经提出多种方式用于选择软件程序指标,这些方式完全基于设备获得的策略认知,以及统计算法、决策树、神经网络等多方面(详见 4.2 节)[15]。然而,由于在软件指标和故障易发性之间寻求平衡点十分复杂,软件指标无法完全用软件特征短语来解释[29],就需要一种包含支持向量机的非线性模型来解决这一弊端[1]。

支持向量机是一种行之有效的事实分类方法[6]。它利用主要危险最小化的标准来增进对计算机配件的了解,特别是在研究和总结方面具有巨大潜能[22]。研究表明,支持向量机在固定小型样本、非线性和高维样本识别方面具有诸多独特优势[31]。支持向量机采用核函数将线性方式转换为非线性方式,而非线性支持向量机则通过映射函数将训练样本从输入区域映射到更高维函数区域中[25]。支持向量机会接着在这一区域中找到一个具有最大边界的线性分割超平面。利用径向基函数作为内核,便可以得到更为光滑的决策曲面以及额外的标准决策边界[24]。

在机器学习中,支持向量机通过相关的学习算法在监控下获取模型知识,这些算法可用于检查分类和回归分析的数据。支持向量机通过确定分离边界来对实例进行分类,这一边界被称作是超平面。支持向量机的优势主要在于它能够较为容易地克服"高维困难"——这些困难是由大量与量化观测相关的输入变量所导致的。由于支持向量机是由统计数据所推动的,这一技术即使没有理论框架仍然可行;它对于类别具有临界鉴别能力,在样本量较小的情况下更是如此。该方法也同样用于改善临床疾病的检测技术。此外，支持向量机在解决生物信息学的典型问题方面已具有较高的综合性能。

4.1.1 支持向量机的生物医学应用

- **疾病识别与诊断**：在社会保险领域，机器学习的主要用途之一是疾病识别与分析这一高难度任务。它几乎涵盖任何方面，无论是那些潜伏期难以发现的肿瘤，还是其他遗传性疾病。
- **药物发现与医学**：支持向量机在临床的主要应用之一在于揭示镇静药物使用的起效过程。这一用途也可与研发和创新相结合，诸如前沿测序和对准确率的描述等，都有助于发现多因素疾病的治疗方法。
- **定制药物**：个性化药物结合了个人健康情况与预先检查，这既有助于进一步研究，又利于更好地进行感染评估。截至目前，医生仍受限于特定的医疗结论，或是只能根据患者的既往病史和相关遗传数据来衡量药物对于患者的危害。不过，药物领域的人工智能技术正在取得令人惊喜的进步，其研究结果将基于最佳算法，比如支持向量机应用已显示的定制药物研制效果，这令人振奋。
- **临床试验与研究**：支持向量机在临床试验及其研究领域有一些潜在的用途。临床试验往往需要花费大量的时间和金钱，而且通常需要很长时间才能完成。支持向量机通过使用基于机器学习的前瞻性检查来识别潜在的临床结果，就能帮助专家们从诸如专家问诊、线上生活等海量信息中得以脱身。
- **疫情预测**：如今，研究人员从卫星、持续更新的社交网络以及网站数据中收集了大量信息，而支持向量机这样的计算方式就有助于整理这些数据，并预测疟疾从爆发到不可控的持续感染的过程。这些疫情的预测尤其适用于不发达国家，这是因为它们需要关键的恢复性基础和指导性框架。国际传染病学会的新发疾病监测项目 ProMED-mail 就是其中的一个重要案例，它是一个基于互联网的详细信息平台，可以监测进展中的以及恶化的疾病，并提供阶段性疫情报告[24]。

值得注意的是，从目前的研究来看，支持向量机是在独立模式下使用的，这意味着它在分类之前并未对数据集进行预处理，由此降低了预测的准确性[15]。在此情况下，我们提出了一种将支持向量机与特征选择相结合的全新方法。支持向量机能够更好地利用信息归一化以及 F-score 等特征子集选择方法。这样，我们便能够指定软件故障易发性预测中某一类疾病敏感模块的最大关键函数。其核函数使用的是径向基函数核，这是因为：首先，核函数将非线性样本映射到更高维空间中，与线性核相比，径向基函数核能更好地处理类标签与特征处于非线性关系的情况；其次，影响模型选择复杂性的超平面参数多种多样，而多项式核函数比径向基函数核具有更高的超平面参数[2]。

本章其余部分结构如下：4.3 节将介绍有关软件故障易发性预测的研究；4.4 节将阐述未来工作、事实描述、所有面向对象的指标标准，以及支持向量机的四种具有独特流程的程序，实验结果也将在 4.4 节中说明，包括字符的图形表示技术；4.5 节将介绍通用绘图的精确性，并提出调查过程中所发现的问题。

4.2　有关软件故障易发性预测研究

利用有关软件故障易发性预测的知识，确定某些软件程序指标与故障易发性之间的相关性，这终止了完全基于几个指标来预测的一系列旧的工作模式[6]。Guo、Ma、Cukic 和 Singh[19] 提出了一种完全基于随机森林算法来预测故障易发模块的方法，并基于 NASA 数据集开展了 5 个案例研究。该方法的预测准确率通常高于 logistic 回归与判别分析的预测准确率。平均准确率在 75%～94%，而故障检测效率则高达 87%。研究者们对软件程序缺陷预测模型采用了详尽和启发式的搜索研究。Chen 和 Cheng[8] 发现，软件程序模块可能会导致软件程序故障，进而提高改善和维护软件的成本，降低用户使用体验。本文提出了一种经过改进的最小化熵原理方法，并拓展了一种改进的系统来对数据进行划分，继而构建了分类树版本。Pendharkar[38] 提出了一种带有阶乘复杂度的组合优化问题的软件缺陷预测方式，并采用混合穷举搜索、概率神经网络和模拟退火策略对其进行修正，还将其与传统的分类算法进行了性能比较。

Kumar 和 Duraisamy[29] 评估了三种对称集成策略：bagging、boosting 和 stacking 算法，并基于对 11 个基础指标的性能评估来预测错误模块。Ma 等人[35] 构建了多元预测模型以观察在三种预测设置：通过验证、贯穿启动和跨任务预测下网络测量的有效性。Singh、Pal、Verma 和 Vyas[41] 开发了一种框架来自动提取可理解的基于模糊规则的方法，用于软件故障检测与分类。这是一种综合式框架，可以同时发现故障的决定因素和使用这些因素的模糊规则。Xiao[46] 提出了一种递归神经区域模型，该模型是完全在以下 4 种技术的基础上建立的：回声区域网络、动态贝叶斯网络、基于图像的回声网络区域，以及一种基于贝叶斯策略和概率图原理的推理算法模型。Xu、Gondra 和 Chiu[47] 旨在从集中分类的事实中识别潜在概念。Lahsasna 和 Seng[30] 提出的模糊分类器能够发现更多的非主导模糊规则结构，这比单一方法具有更好的推广潜力。Wulf 和 Bertschn[45] 提出了对文本动因时代的多维优先敏感性评价，这尤其有利于应对严格的解释责任。

在利用支持向量机开展工作方面，Elish 和 Elish[13] 使用这组规则，在美国国家航空航天局的四组数据集中预测 8 个比较模型的故障易发软件模块。Gondra[15] 主要研究了选择软件程序的指标，这些指标能够最大程度地提示故障易发性。具体来说，考虑到美国航空航天局关于软件程序指标值的统计数据及多种可能的错误，作者在其指标程序数据库获得相关数据集，并对神经网络和支持向量机进行了对照实验。Arisholm、Briand 和 Fuglerud[6] 通过构建工业环境来建立预测方式，用于感知具有较高故障概率的 Java 设备元素。数据挖掘策略已被用于评估故障易发性模块，包括 logistic 回归、神经网络、支持向量机及 boosting 等。关于软件程序故障易发性预测的其他现有研究详见参考文献 [3, 4, 10, 11, 13, 16, 19–21, 23, 24, 30, 32, 35, 37, 38, 40, 46, 48, 49]。

4.3 研究方法

我们认为，由于现有方法往往在独立模式下使用支持向量机，其在调用分类之前并未对数据集进行预处理，从而降低了预测的准确率[15]。本节会介绍一种将支持向量机与特征选择相结合的全新方法。

有关软件指标（例如代码行）的一个重要问题是，其价格范围通常会突破想象[37]，而常用的方法是通过有确定价格的一系列数据集来估计软件系统的价格边界，从而使我们的设想能正常实现，因为基于这些正常的数据集价格，计算总价就没那么复杂了。

特征选择（又称为子集选择）是机器学习中的一种常用技术，它从数据中选择可用的功能子集，将其用于增进算法认知的软件[34]。最佳子集包含了最小数量维度，有助于增加准确率，舍弃了最后的以及不重要的维度。这是一种重要的预处理方式，也是避免维数灾难问题的两种方法之一（另一种是特征提取）[17]。通过从统计量中处理最大不相关及冗余函数，特征选择有助于提高获取模型知识的整体性能。此外，它还能通过找到最大重要函数及其与其他函数的关系，从而获得更多的信息认知。质量特征选择的方法是 F-score[41]。在使用故障易发性方法之前，我们通过观察输入数据集的 F-score 特征子集选择方法来消除冗余。除了适当的参数设置外，特征子集的选择还可以提高分类准确率。如果数据集中任何特征的 F-rating 值大于临界值，则该特征将被选中。否则，它将远离特征区域。随后，输入功能区域中不合适的或冗余的特性将被删除[8]。

最后，支持向量机在使用数据归一化和函数选择方法（即 F-score）方面表现更佳。这样我们便能够指定某一故障易发模块最为重要的功能。混合支持向量机的流程将在 4.4.1 节中介绍，4.3 节阐述了有关混合支持向量机事实归一化和 F-rating 的四种新技术。为了更好地认识这项技术，美国国家航空航天局记录[8]中一项数值实例将被纳入一系列的规则。

4.3.1 混合支持向量机方法

- 步骤 1：从美国航空航天局独立认证与鉴定研究所的设施指标数据程序存储库中选择 JM1 数据集。指标数据程序的主要目标是获取、验证、组织、使用并给出软件程序指标的实际情况。
- 步骤 2：检索包含复杂选择结构的模块。N 代表霍尔斯特德应用程序持续时间（N=N1+N2），V 代表霍尔斯特德软件范围［V=N*log2（n1+n2）］，L 是霍尔斯特德程序阶段。
- 步骤 3：归一化数据集：

$$z'_i = \frac{z_i - \min(z_i)}{\max(z_i) - \min(z_i)} \qquad (4.1)$$

其中，min（z_i）和 max（z_i）分别代表的唯一数据集（表 4.1）的一个小子集内 n 个观测值中的第 i 个问题（即软件程序指标）的最小值和最大值，其中 LOC 表示整个应变的总数；V（G）是线性独立的路径的数量，用以衡量模块所包含结构的复杂性；EV（G）衡量模块中存在的非结构化程度；IV（G）由 V（G）得出，用于测量模块调用样式与其他模块相比的复杂性，它区分了增加数据集中应用程序设计复杂性的模块。因此，每条记录的值都将被映射到封闭的区间 [0,1] 中，如表 4.2 所示。

表 4.1　JM1 数据集的小子集

LOC	V（G）	EV（G）	IV（G）	N	V	L
1.1	1.4	1.4	1.4	1.3	1.3	1.3
1	1	1	1	1	1	1
72	7	1	6	198	1134.13	0.05
190	3	1	3	600	4348.76	0.06
37	4	1	4	126	599.12	0.06
31	2	1	2	111	582.52	0.08
78	9	5	4	0	0	0
8	1	1	1	16	50.72	0.36

续表

LOC	V(G)	EV(G)	IV(G)	N	V	L
24	2	1	2	0	0	0
143	22	20	10	0	0	0
73	10	4	6	0	0	0
83	11	10	7	0	0	0
12	3	1	1	37	167.37	0.15
48	4	1	4	129	695.61	0.06
68	8	1	5	0	0	0
138	22	10	8	0	0	0
10	1	1	1	9	27	0.5
250	49	34	16	1469	9673.31	0.01
77	8	1	1	284	1160.84	0.02
85	9	1	7	277	1714.58	0.03
110	17	13	8	322	2069.26	0.03
49	6	6	3	171	927.89	0.04
187	35	26	16	526	3296.33	0.02
27	6	6	3	0	0	0
38	8	1	3	145	673.36	0.05
294	43	33	24	814	5811.59	0.02
29	3	1	3	88	465.12	0.08
160	5	4	3	698	4862.12	0.03
94	16	9	5	218	1236.59	0.03

表 4.2 归一化数据集

LOC	V(G)	EV(G)	IV(G)	N	V	L
2.90613E−05	0	0.002	0.0009975	0	1.6081E−05	1
0	0	0	0	0	1.237E−05	0.769
0.020633537	0	0	0.0124688	0.02	0.01402878	0.038
0.054925894	0	0	0.0049875	0.07	0.05379361	0.046
0.010462075	0	0	0.0074813	0.01	0.0074109	0.046

续表

LOC	V(G)	EV(G)	IV(G)	N	V	L
0.008718396	0	0	0.0024938	0.01	0.00720556	0.062
0.022377216	0	0.024	0.0074813	0	0	0
0.002034292	0	0	0	0	0.00062739	0.277
0.006684103	0	0	0.0024938	0	0	0
0.041267074	0	0.116	0.0224439	0	0	0
0.02092415	0	0.018	0.0124688	0	0	0
0.023830282	0	0.055	0.0149626	0	0	0
0.003196745	0	0	0	0	0.00207031	0.115
0.01365882	0	0	0.0074813	0.02	0.00860445	0.046
0.019471084	0	0	0.0099751	0	0	0
0.039814008	0	0.05	0.0174564	0	0	0
0.002615519	0	0	0	0	0.00033398	0.385
0.072362685	0.1	0.201	0.0374065	0.17	0.11965539	0.88
0.022086603	0	0	0	0.03	0.01435918	0.015
0.024411508	0	0	0.0149626	0.03	0.02120874	0.023
0.0317676838	0	0.073	0.0174564	0.04	0.02559601	0.023
0.013949433	0	0.03	0.0049875	0.02	0.01147767	0.031
0.054054054	0.1	0.152	0.0374065	0.06	0.0407744	0.015
0.007555943	0	0.03	0.0049875	0	0	0
0.010752688	0	0	0.0573566	0.02	0.00832922	0.038
0.085149666	1	0.195	0.0049875	0.1	0.07188729	0.015
0.008137169	0	0	0.0049875	0.01	0.00575337	0.062
0.046207498	0	0.018	0.0049875	0.08	0.06014269	0.023
0.027027027	0	0.049	0.0099751	0.03	0.01529618	0.023

- 步骤4：（F-score特征子集选择）。F-score衡量的是两个具有真值的类别之间的差别。每个函数的F-rating值经过计算后，将作为从整个数据集中挑选特征的一种方法，继而通过计算所有函数的F-ratings来得到一个阈值，如下所示。

$$F(i) = \frac{(\overline{z}_i^{(+)} - \overline{z}_i)^2 + (\overline{z}_i^{(-)} - \overline{z}_i)^2}{\frac{1}{n_+ - 1}\sum_{k=1}^{n_+}(\overline{z}_{k,i}^{(+)} - \overline{z}_i^{(+)})^2 + \frac{1}{n_- - 1}\sum_{k=1}^{n_-}(\overline{z}_{k,i}^{(-)} - \overline{z}_i^{(-)})^2} \quad (4.2)$$

- 步骤5：将F-score应用于表4.1中的原始数据集。依据步骤7找到F-score并将其按升序排列，如表4.3所示。

表4.3 原始JM1数据集的F-Score降序排列表

Metric	F-Score
L	0.076905
LOC	0.070321
Branch count	0.05806
I	0.056802
Unique operand	0.052476
IO blank	0.051439
Total operand	0.05112
N	0.05039
Total operator	0.048428
V(G)	0.047723
D	0.44251
IO code	0.42309
EV(G)	0.04179
B	0.039343
V	0.039246
IV(G)	0.034936
IO comment	0.033997
Unique operator	0.031786
IO code & comment	0.016886
T	0.006686
E	0.006686

- 步骤6：将F-score应用于表4.1中的原始数据集。依据步骤7找到Fscore 并将其按升序排列，如表 4.4 所示。

表 4.4　归一化 JM1 数据集的 F-Score 降序排列表

F-Score	Metric
0.052864	LOC
0.052465	I
0.046381	Branch count
0.044847	L
0.040764	IO blank
0.040459	N
0.039844	V（G）
0.039224	Total operator
0.038273	Unique operand
0.037252	Total operand
0.035364	EV（G）
0.035072	IO code
0.034207	B
0.034123	V
0.030881	IV（G）
0.029979	IO comment
0.02792	D
0.016763	Unique operator
0.015975	IO code and comment
0.006592	T
0.006592	E

- 步骤 7：依照以下程序进行：

    i. 计算所有函数的 F-Score。

    ii. 对 F-Score 进行分类，并通过 $f=[n/2^i], i \in \{0,1,2,...,m\}$ 设置可行函数总量，其中 m 为整数，且满足 $n/2^m \geqslant 1$。

    iii. 对任一 f（阈值），按以下步骤处理：

a. 使第一个 f 特征与 F-rating 相一致。

b. 使用五倍交叉验证将训练记录随机分为 $D_{training}$ 和 $D_{validation}$。

c. 对于任一记录，均将 $D_{training}$ 视为新训练信息，将支持向量机系统用作预测器并用其预测 $D_{validation}$。计算五倍交叉验证的常见验证错误。

iv. 利用最低平均验证错误选择 f（阈值）。

v. 将 F-rating 降低到所选阈值以下。

- 步骤 8：依照 $n/2^m \geqslant 1$ 的径向内核应用支持向量机。

4.3.2 处理策略

如图 4.1 所示，用四种不同的策略时，混合支持向量机实现效果更佳。JM1 数据集随机分配了 20 个实例，针对这 20 个特定单元进行支持向量机预测，且这些单元会被进一步划分为训练和测试单元。从混淆矩阵中提取真阴性、假阴性、假阳性和真阳性。在 20 个不同的 JM1 数据集中，内核参数和指标的数量是恒定的。现从平均准确率和精确率来检验其效果：

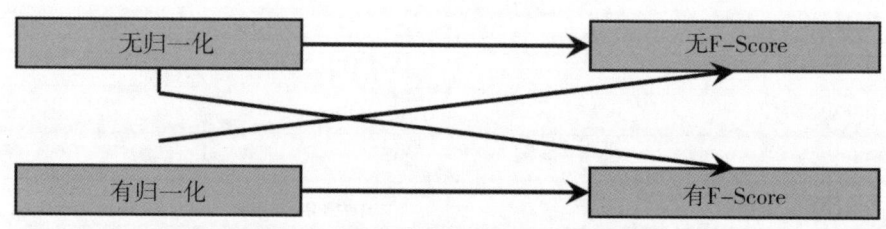

图 4.1　支持向量机预测的预处理策略

> 第一种情况：无归一化或 F-Score：在此将支持向量机应用于原始的 JM1 数据集，即在预测过程之前未进行归一化，也未计算 F-score（如图 4.2 所示）。这样做是为了不进行任何预处理就分析数据集，这样我们可以观察到直接应用支持向量机时的差异。

> 第二种情况：无归一化，有 F-Score：在此将支持向量机应用于预处理的 JM1 数据集，虽未进行归一化，但在预测前对每一指标均计算了 F-score（如图 4.3 所示）。这样我们可以观察到当支持向量机应用于 F-scored

序列数据时的差异。

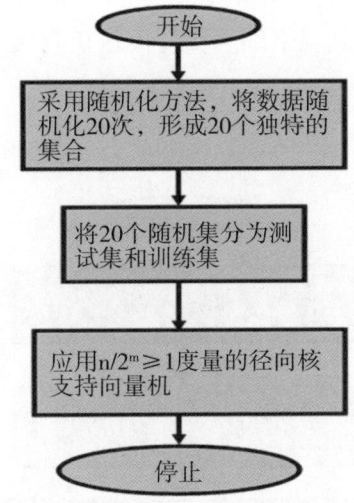

图 4.2 无归一化或 F-Score

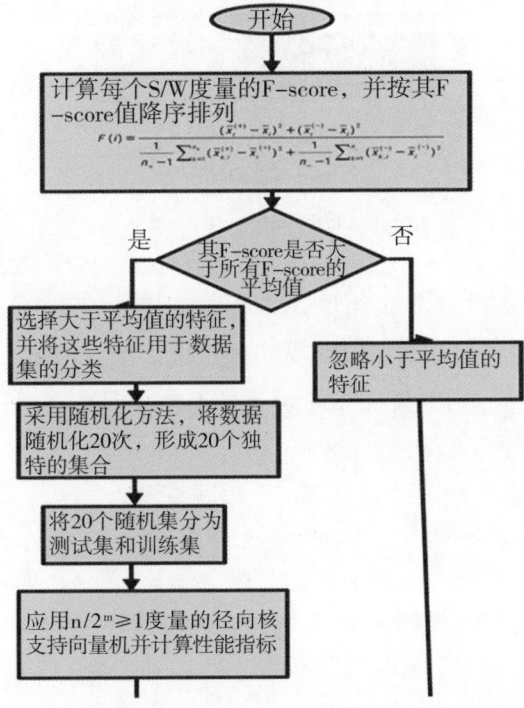

图 4.3 无归一化，有 F-Score

➢ **第三种情况**：有归一化，无 F-Score：同样将支持向量机应用于预处理的 JM1 数据集，其归一化已完成，但在预测前未计算 F-score（如图 4.4 所示）。这样我们可以观察到当支持向量机直接在归一化数据上应用时的差异。

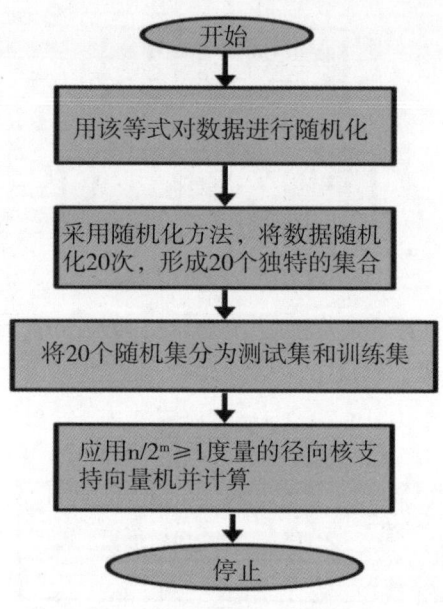

图 4.4 有归一化，无 F-Score

➢ **第四种情况**：有归一化且有 F-Score：这种情况尤为重要，因为此处的数据标准化和 F-score 是在应用支持向量机之前完成的（如图 4.5 所示）。我们可以观察到，当直接应用实现支持向量机时的差异。

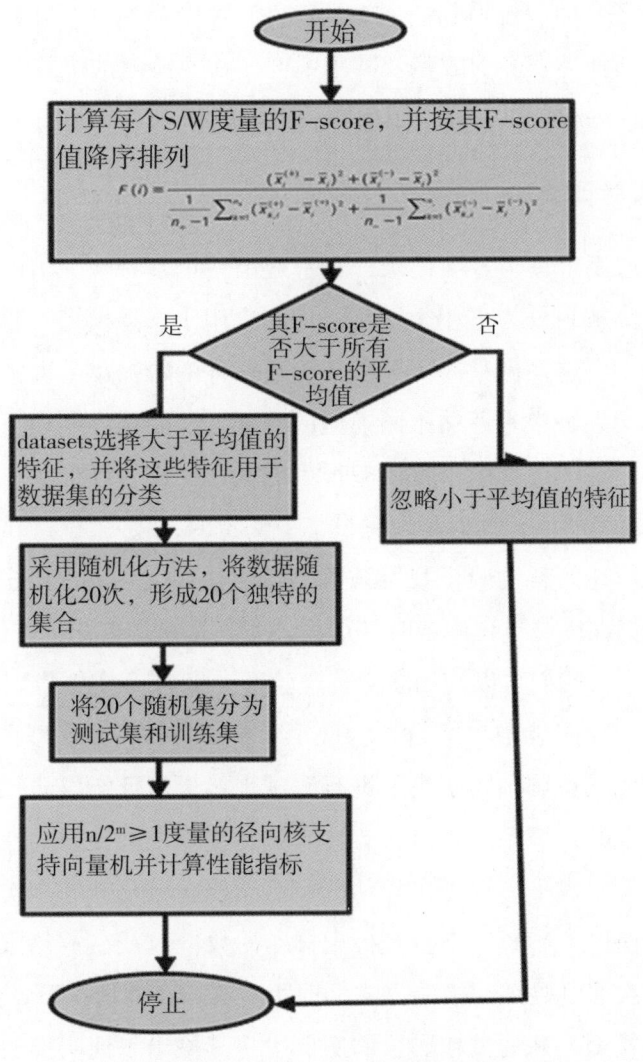

图 4.5 有归一化且有 F-Score

4.3.3 评价与实验环境

MATLAB 中支持向量机资源包可用做检查及验证集，可以将数据输入到该系统的通道后给出执行结果。其代码也定义了合适的内核参数，默认内核为高斯分布。这一工具包括 3107 种技术，50K 株代码。JM1 数据集提供了测试阶段和技术层面的静态指标。在技术测试阶段，其给出 21 个完全基于产品复杂性、规模和词汇表的软件程序产品指标,并给出了五种缺陷类型,包括种类繁多的故障及其集中度。在规模测试阶段,10项指标的值与7项指标一起计算,这7个面向项目的指标[9](表4.1)用于分析。

4.3.4 交叉验证

本章的通用工具为各项记录,它呈现出一个富有吸引力的指导原则。首先,数据集被划分为不相交子集:估算集用于选择模型;验证集用于检查或验证模型。这样做是为了在用于参数估计的数据集上验证该模型。我们也可以使用训练集来评估不同模型的表现,从而选择其中更令人满意的一项。当然,这样选择的参数模型很可能会过度拟合验证集。为确保成功验证,所选模型的泛化性能是在测试集上测量的,这一点与验证集不同[15]。

本文中所述的移动验证技术被称为留出法。go-validation 有许多不同的版本,它们在练习过程中各有其用途,尤其是在没有标记范例的情况下。在这种情况下,我们可以使用多重传递验证,将 N 个实例集划分为 K 个子集(假设 K > 1 且能被 N 整除)。除了一个子集外,该模型在所有子集上都进行了训练,在剩余的子集上进行测试来衡量验证错误。每当使用异常子集进行验证时,该系统将对所有良好试验重复。该模型的性能是通过在验证集中计算平均平方误差来评估的:由于模型必须训练多次,可能需要多重计算,使得 1 < K ≤ N。当标记样本的数量 N 受到严格限制时,我们可以使用多次通过验证的极端方式,即留一法。在此情况下,使用 N−1 个实例来训练模型,并通过在剩余的实例中将其检出来证明模型。当省略某一类实例进行验证时,测试将总共重复 N 次,然后将验证的平方误差除以 N 次试验的平均值[15]。

4.3.5 准确率评价

1. 准确率 也被称为一个准确分类率,其定义为正确模块的数量与模块总数的比率[3]:

准确率=（真阳性＋真阴性）÷（真阳性＋真阴性＋假阳性＋假阴性）

2. 精确率　也被称为正确性，其定义为可有效测出故障的模块数量与实际被测出有故障的模块总数的比率。其计算方法如下[26]：

精确率＝真阳性÷（真阳性＋假阳性）

3. 召回率　也被称为故障检测率，其定义为有效预测的故障模块数量与可能有明显故障的模块总数的比率。其计算方法如下：

召回率＝真阳性÷（真阳性＋假阴性）

精确率和其他考虑因素都属于基本的整体绩效衡量指标。精确率越高，则试验和检查上所花费的精力就越少；但与此同时，缺陷较少的模块也就越不易被发现。然而，在精确性和召回率之间有转换关系[42]。若一个模型只预测一个模块有缺陷，且此模块确实有缺陷，那么该模型的精确率可能为一。但如果存在其他故障模块，其版本可能会更低。与其他所有实例一样，如果一个模型预测所有的模块都有缺陷，它可能只会考虑其中一个，且精确率可能很低。因此，需要在效率上兼顾精确率的F-measure。

F-measure=（2× 精确率 × 召回率）/（精确率＋召回率）

4.4　结果及讨论

➢ **第一种情况**：无归一化，无 F-Score：表 4.5 列出了对 20 个面向对象指标（即原始的支持向量机算法）使用支持向量机，没有归一化且没有 F-Score 的结果。当归一化和 F-Score 都未完成时，准确率只有 79%，而当指标的数量减少时，准确率则会增加。因此，通过使用这些技术，我们可以提高支持向量机的预测效率。

表 4.5　无归一化或 F-Score 的结果

TN	FN	FP	TP	准确率	精确率
2410	503	168	117	0.790181	0.410526
2416	487	183	112	0.790494	0.379661
2448	485	174	91	0.793934	0.343396
2407	525	162	104	0.785178	0.390977
2438	486	170	104	0.794872	0.379562
2391	508	193	106	0.780801	0.354515
2384	525	180	109	0.77955	0.377163
2407	548	144	99	0.783615	0.407407
2440	488	162	108	0.796748	0.4
2388	529	171	110	0.781113	0.391459
2382	518	191	107	0.778299	0.35906
2396	531	171	100	0.780488	0.369004
2417	517	158	106	0.788931	0.401515
2391	521	173	113	0.782989	0.395105
2430	500	157	111	0.794559	0.414179
2401	535	168	94	0.780175	0.358779
2401	494	176	127	0.790494	0.419142
2426	489	163	120	0.796123	0.424028
2412	494	172	120	0.791745	0.410959
2406	474	207	111	0.787054	0.349057

> **第二种情况**：无归一化，有 F-Score：表 4.6 列出了 21 个面向对象指标的无归一化，有 F-Score 结果。由此可以看出，在某些情况下，准确率达到了 80% 以上，使用具有 F-score 的支持向量机可显著提高预测的准确率。

表 4.6 无归一化，有 F-Score 的结果

TN	FN	FP	TP	准确率	精确率
2391	510	175	122	0.785804	41.07744
2402	506	167	123	0.789556	42.41379
2391	502	186	119	0.784866	39.01639
2415	480	180	123	0.793621	40.59406
2524	328	48	298	**0.882427**	86.12717
2433	479	180	106	0.793934	37.06294
2449	482	156	111	**0.8005**	41.57303
2384	514	181	119	0.782677	39.66667
2398	502	171	127	0.789556	42.61745
2419	505	172	102	0.788305	37.22628
2385	522	173	118	0.782677	40.54983
2385	508	188	117	0.782364	38.36066
8584	1073	193	1030	**0.88364**	84.21913
2417	517	159	105	0.788618	39.77273
240	506	178	114	0.786116	39.0411
2385	532	155	126	0.785178	44.83986
2394	490	202	112	0.783615	35.66879
2422	484	171	121	0.795184	41.43836
2391	500	195	112	0.782677	36.48208
2410	530	146	112	0.788618	43.41085

（粗体值＞80%）

> **第三种情况**：有归一化，无 F-Score：表 4.7 列出了 20 个面向对象指标的有归一化而无 F-Score 结果。由此可以清楚地看出，在支持向量机中使用归一化可以获得更多最佳结果（即准确率＞80%）。

表 4.7 有归一化，无 F-Score 的结果

TN	FN	FP	TP	准确率	精神率
2400	532	152	115	0.786183	0.430712
2400	497	186	115	0.786429	0.38206
2388	538	175	97	0.777048	0.356618
2392	499	184	122	0.786362	0.398693
2506	328	70	294	**0.875547**	0.807692
2382	487	202	127	0.784553	0.386018
2405	497	179	117	0.788618	0.39527
2375	510	196	117	0.779237	0.373802
2423	522	150	103	0.789556	0.407115
2435	494	161	108	**0.886492**	0.401487
2422	502	171	103	**0.803315**	0.37912
2524	304	59	311	**0.886492**	0.840541
2462	479	150	107	**0.803315**	0.416348
2404	521	164	109	0.785804	0.399267
2513	327	54	304	**0.880863**	0.849162
2418	510	169	101	0.78768	0.374074
2379	518	192	0.9	0.777986	0.362
2411	544	149	94	0.783302	0.386831
2410	514	150	124	0.79237	0.452555
2428	492	163	115	0.795184	0.413669

（粗体值＞80%）

> **第四种情况**：有归一化且有 F-Score：表 4.8 列出了 20 个面向对象指标的有归一化且有 F-Score 结果。出乎意料的是，准确率高于 80% 的只有 2 个。因此归一化与 F-Score 的结合逊色于有归一化而无 F-Score 的策略。

表 4.8　有归一化且有 F-Score 的结果

TN	FN	FP	TP	准确率	精确率
2417	509	159	114	0.791185	0.417582
2426	470	182	120	0.796123	0.397351
2421	520	146	111	0.791745	0.431907
2387	526	177	108	0.780175	0.378947
2404	499	190	105	0.784553	0.355932
2428	499	153	123	0.796441	0.445652
2385	536	168	109	0.779862	0.393502
2443	451	176	128	**0.80394**	0.421053
2391	495	202	110	0.782051	0.352564
2416	497	182	103	0.78768	0.361404
2445	480	162	111	0.79925	0.406593
2401	499	184	114	0.786429	0.38255
2375	504	198	121	0.780488	0.37931
2424	485	161	128	0.797999	0.442907
2383	520	190	105	0.777986	0.355932
2401	490	184	123	0.789243	0.400651
2363	533	184	118	0.775797	0.390728
2407	495	178	118	0.789556	0.398649
2431	519	157	91	0.788618	0.366935
2443	468	171	116	**0.800188**	0.404181

（粗体值＞80%）

表 4.9 列出了在给定数量的指标下，每种策略的总体准确率和精确率。由于预测的模型准确率是在推导出其相同数据集的基础上实现的，其结果较为乐观。此处第一类指标有五种（即代码行、程序级别、分支计

数和唯一操作数），以及无归一化，有F-Score方法。此表的图式如图4.6所示。

表4.9 不同数量面向对象指标策略的结果

面向对象指标的数量	无归一化，无F-Score				无归一化，有F-Score				有归一化，无F-Score				有归一化，有F-Score			
	21	11	5	2	21	11	5	2	21	11	5	2	21	11	5	2
准确率	78.7	80.2	80.5	**81.1**	79.7	**81.1**	81.4	80.9	**80.2**	80.6	80.9	81.1	78.9	80.6	81.1	**81.1**
精确率	38.7	46.3	49.7	55.4	44.6	53.1	58.5	55.0	46.0	49.8	54.0	58.1	39.4	48.1	53.8	55.8

（粗体值意味着所给定数量指标最好）

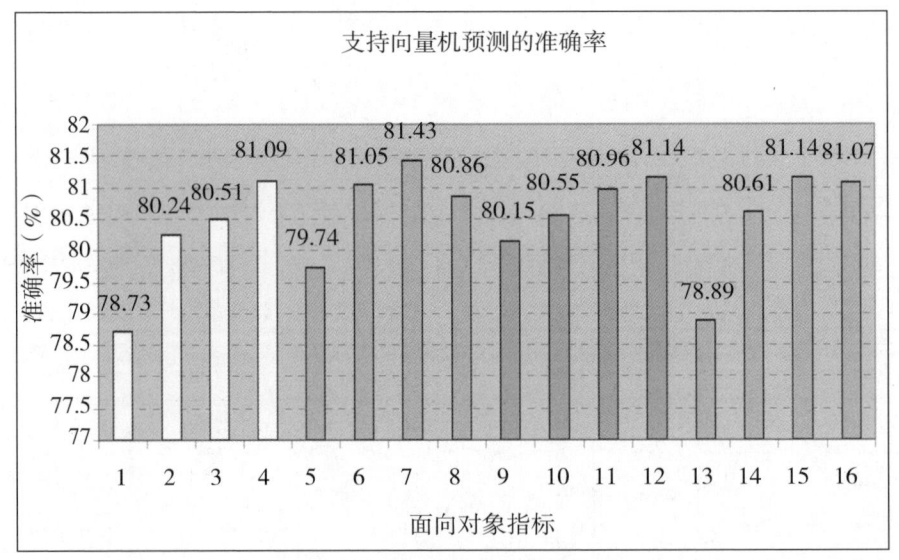

图4.6 支持向量机预测的准确率

我们还对支持向量机及其他比较模型：K最邻近算法、Adaboost算法、引导算法聚集（装袋算法）、梯度提升决策树、随机森林、极端随机树以及从JM1数据集获得的单类支持向量机共8个模型的总体预测性能进行了显著性测试（如图4.7所示）。

在图4.7的结果中呈现了每个性能指标的是（+）、否（+）、否（）和是（）的数量。简而言之，可以确定支持向量机的性能显著优于8个比较模型中的4个，即有4个是（+）。我们还可以看出，使用模型在精确率上广泛优于支持向量机。然而，支持向量机的召回率比几乎所有其他方法都要高得多；正如前文所定义，在精确率之间有交替，F-degree 的调和意味着上述两个要素同时加以了考虑。我们还可以观察到，支持向量机相比其他的模型有更高的 F-measure。这似乎表明在不了解数据分布的情况下，所使用的质量衡量标准是使分类器能够定位问题的准确率和精确率。综上所述，无归一化有 F-Score 方法的准确率最高（81.43%），支持向量机相比 8 种方式中其他 5 种有着更高的 F-measure，但并不存在显著性差异。

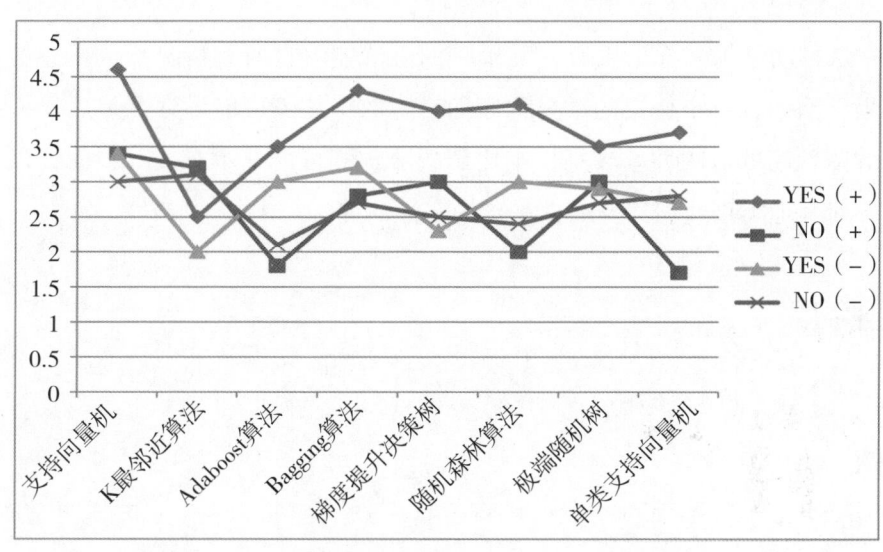

图 4.7　支持向量机等机器学习方法的预测性能

4.5　小结

特殊软件保证程序善于从伪差中快速识别并清除软件故障，且最终用于软件程序的改进。软件故障预测是其中的一种策略，它可以在软件程序开发周期的早期阶段快速执行。故障预测统计数据不仅仅是在整个改进过程中有望提升卓越性的因素，还能提供统计数据，用于识别可提高有效性的合适验证及确认活动。通过对部分已知的故障数据进行训练，并对其他部分故障数据的性能进行测量，验证故障预测技术的有效性。

本文提出了一种将支持向量机与特征选择相结合的全新方法，并结合了数据归一化和 F-score 之间的各种程序；即无归一化或 F-score，无归一化有 F-score，有归一化无 F-score，有归一且有 F-score。目前能够确定的是，在无归一化有 F-score 技术下，支持向量机的准确率和精确率最高，即在使用五个面向对象指标（代码行、程序级别、分支计数和唯一操作数）的情况下为 81.43%。因此，上述指标在故障易发模块中具有显著灵敏性。另一方面，由于比其他三种策略更高的准确率和精确率，其统计数据归一化并不显著。

从目前结果来看，没有一种单一的方法能够在所有情况下呈现完美的结果。然而，对于特定的重要程序而言，忽略故障可能导致严重后果，如果故障预测的假阴性率较高，则使用故障预测可能并不有效。因此，仍有必要对其他类型数据集开展进一步的实证研究。

关键词

- 分支数
- 假阴性
- 假阳性
- 梯度提升
- 机器学习
- 指标数据程序

参考文献

1. Afzal, U., Mahmood, T., & Shaikh, Z., (2016). Intelligent software product line configurations: A literature review. *Computer Standards and Interfaces*, *48*, 30–48.
2. Akour, M., Alsmadi, I., & Alazzam, I., (2017). Software fault proneness prediction: A comparative study between bagging, boosting, and stacking ensemble and base learner methods. *International Journal of Data Analysis Techniques and Strategies*, *9*(1), 1–16.
3. Alexandridis, A., Chondrodima, E., & Sarimveis, H., (2016). Cooperative learning

for radial basis function networks using particle swarm optimization. *Applied Soft Computing*, *49*, 485–497.
4. Alsmadi, I., & Najadat, H., (2011). Evaluating the change of software fault behavior with dataset attributes based on categorical correlation. *Advances in Engineering Software*, *42*(8), 535–546.
5. Arar, Ö. F., & Ayan, K., (2016). Deriving thresholds of software metrics to predict faults on open source software: Replicated case studies. *Expert Systems with Applications*, *61*, 106–121.
6. Arisholm, E., Briand, L. C., & Fuglerud, M., (2007). Data mining techniques for building fault-proneness models in telecom java software. *18th IEEE International Symposium on Software Reliability (ISSRE'07)* (pp. 215–224).
7. Basili, V., McGarry, F., Pajerski, R., & Zelkowitz, M., (2002). Lessons learned from 25 years of process improvement: The rise and fall of the NASA software engineering laboratory. *Proceedings of the IEEE and ACM International Conference on Software Engineering*, 69–79.
8. Catal, C., & Diri, B., (2009). A systematic review of software fault prediction studies. *Expert Systems with Applications*, *36*(4), 7346–7354.
9. Chen, J. S., & Cheng, C. H., (2008). Extracting classification rule of software diagnosis using modified MEPA. *Expert Systems with Applications*, *34*(1), 411–418.
10. Chidamber, S., & Kemerer, C., (1994). A metrics suite for object-oriented design. *IEEE Transactions on Software Engineering*, *20*(6), 476–493.
11. Demetgul, M., Unal, M., Tansel, I. N., & Yazıcıoğlu, O., (2011). Fault diagnosis on bottle filling plant using a genetic-based neural network. *Advances in Engineering Software*, *42*(12), 1051–1058.
12. Durán, A., Benavides, D., Segura, S., Trinidad, P., & Ruiz-Cortés, A., (2015). FLAME: A formal framework for the automated analysis of software product lines validated by automated specification testing. *Software and Systems Modeling*, 1–34.
13. Elish, K. O., & Elish, M. O., (2008). Predicting defect-prone software modules using support vector machines. *Journal of Systems and Software*, *81*(5), 649–660.
14. Elish, M. O., Al-Yafei, A. H., & Al-Mulhem, M., (2011). Empirical comparison of three metrics suites for fault prediction in packages of object-oriented systems: A case study of Eclipse. *Advances in Engineering Software*, *42*(10), 852–859.
15. Gondra, I., (2008). Applying machine learning to software fault-proneness prediction. *Journal of Systems and Software*, *81*(2), 186–195.
16. Goyal, R., Chandra, P., & Singh, Y., (2016). A review of metrics and modeling techniques in software fault prediction model development. *Covenant Journal of Informatics and Communication Technology*, *3*(2), 23–51.
17. Grbac, T. G., & Huljenić, D., (2015). On the probability distribution of faults in complex software systems. *Information and Software Technology*, *58*, 250–258.
18. Gu, S., Cheng, R., & Jin, Y., (2016). Feature selection for high-dimensional classification using a competitive swarm optimizer. *Soft Computing*, 1–12.
19. Guo, L., Ma, Y., Cukic, B., & Singh, H., (2004). Robust prediction of fault-proneness by random forests. In: *15th IEEE International Symposium on Software Reliability Engineering (ISSRE 2004)* (pp. 417–428).
20. Hamill, M., & Goseva-Popstojanova, K., (2017). Analyzing and predicting effort

associated with finding and fixing software faults. *Information and Software Technology*, *87*, 1–18.
21. Heinrich, R., Merkle, P., Henss, J., & Paech, B., (2017). Integrating business process simulation and information system simulation for performance prediction. *Software and Systems Modeling*, *16*(1), 257–277.
22. Immonen, A., & Niemelä, E., (2008). Survey of reliability and availability prediction methods from the viewpoint of software architecture. *Software and Systems Modeling*, *7*(1), 49–65.
23. Ivanciuc, O., (2007). Applications of support vector machines in chemistry. *Reviews in Computational Chemistry*, *23*, 291.
24. Kapila, H., Kaur, D., & Majithia, S., (2016). A review on software fault prediction technique using different dataset. *International Journal of Technology and Computing*, *2*(5).
25. Karimian, F., & Babamir, S. M., (2016). Evaluation of classifiers in software fault-proneness prediction. *Journal of AI and Data Mining*.
26. Keerthi, S. S., & Lin, C. J., (2003). Asymptotic behaviors of support vector machines with Gaussian kernel. *Neural Computation*, *15*(7), 1667–1689.
27. Koru, A., & Tian, J., (2003). An empirical comparison and characterization of high defect and high complexity modules. *Journal of Systems and Software*, *67*, 153–163.
28. Kumar, L., Misra, S., & Rath, S. K., (2017). An empirical analysis of the effectiveness of software metrics and fault prediction model for identifying faulty classes. *Computer Standards and Interfaces*, *53*, 1–32.
29. Kumar, R., & Duraisamy, S., (2016). Fault prediction in object oriented systems using adaptive neuro-fuzzy inference system model. *Asian Journal of Research in Social Sciences and Humanities*, *6*(12), 944–950.
30. Lahsasna, A., & Seng, W. C., (2017). An improved genetic-fuzzy system for classification and data analysis. *Expert Systems with Applications*, *83*(15), 49–62.
31. Lee, S. Y., Li, D., & Li, Y., (2016). An investigation of essential topics on software fault-proneness prediction. *IEEE International Symposium on System and Software Reliability (ISSSR)*, 37–46.
32. Li, W., Huang, Z., & Li, Q., (2016). Three-way decisions based software defect prediction. *Knowledge-Based Systems*, *91*, 263–274.
33. LI, Y., Bai, B. D., & Jiao, L. C., (2001). The mechanism of classification for support vector machines. *Systems Engineering and Electronics*, *23*(9), 25–27.
34. Liu, W., Liu, S., Gu, Q., Chen, J., Chen, X., & Chen, D., (2016). Empirical studies of a two-stage data preprocessing approach for software fault prediction. *IEEE Transactions on Reliability*, *65*(1), 38–53.
35. Ma, W., Chen, L., Yang, Y., Zhou, Y., & Xu, B., (2016). Empirical analysis of network measures for effort-aware fault-proneness prediction. *Information and Software Technology*, *69*, 50–70.
36. Mair, C., Kadoda, G., Leflel, M., Phapl, L., Schofield, K., Shepperd, M., & Webster, S., (2000). An investigation of machine learning-based prediction systems. *Journal of Systems and Software*, *53*(1), 23–29.
37. Morfidis, K., & Kostinakis, K., (2017). Seismic parameters' combinations for the optimum prediction of the damage state of R/C buildings using neural networks. *Advances in Engineering Software*, *106*, 1–16.

38. Pendharkar, P. C., (2010). Exhaustive and heuristic search approaches for learning a software defect prediction model. *Engineering Applications of Artificial Intelligence*, *23*(1), 34–40.
39. Rathore, S. S., & Kumar, S., (2017). Linear and non-linear heterogeneous ensemble methods to predict the number of faults in software systems. *Knowledge-Based Systems*, *119*, 232–256.
40. Rizvi, S. W. A., Singh, V. K., & Khan, R. A., (2016). The state of the art in software reliability prediction: Software metrics and fuzzy logic perspective. In: *Information Systems Design and Intelligent Applications* (pp. 629–637). Springer India.
41. Singh, P., Pal, N. R., Verma, S., & Vyas, O. P., (2016). Fuzzy rule-based approach for software fault prediction. *IEEE Transactions on Systems, Man, and Cybernetics: Systems*, *47*(5), 826–837.
42. Szvetits, M., & Zdun, U., (2016). Systematic literature review of the objectives, techniques, kinds, and architectures of models at runtime. *Software and Systems Modeling*, *15*(1), 31–69.
43. Visentini, I., Snidaro, L., & Foresti, G. L., (2016). Diversity-aware classifier ensemble selection via f-score. *Information Fusion*, *28*, 24–43.
44. Witten, I., & Frank, E., (2005). *Data Mining: Practical Machine Learning Tools and Techniques* (2nd edn.). Morgan Kaufmann, San Francisco.
45. Wulf, D., & Bertschn, V., (2017). A natural language generation approach to support understanding and traceability of multi-dimensional preferential sensitivity analysis in multi-criteria decision making. *Expert Systems with Applications*, *83*(15), 131–144.
46. Xiao, Q., (2017). Recurrent neural network system using probability graph model optimization. *Applied Intelligence*, *46*(4), 889–897.
47. Xu, T., Gondra, I., & Chiu, D. K., (2017). A maximum partial entropy-based method for multiple-instance concept learning. *Applied Intelligence*, *46*(4), 865–875.
48. Yadav, H. B., & Yadav, D. K., (2015). A fuzzy logic-based approach for phase-wise software defects prediction using software metrics. *Information and Software Technology*, *63*, 44–57.
49. Yang, Y., Harman, M., Krinke, J., Islam, S., Binkley, D., Zhou, Y., & Xu, B., (2016). An empirical study on dependence clusters for effort-aware fault-proneness prediction. In: *2016 31st IEEE/ACM International Conference on Automated Software Engineering (ASE)* (pp. 296–307).
50. Zhang, W., Yang, Y., & Wang, Q., (2015). Using Bayesian regression and EM algorithm with missing handling for software effort prediction. *Information and Software Technology*, *58*, 58–70.
51. Zhao, Y., Yang, Y., Lu, H., Liu, J., Leung, H., Wu, Y., & Xu, B., (2016). Understanding the value of considering client usage context in package cohesion for fault-proneness prediction. *Automated Software Engineering*, 1–61.
52. Zhao, Y., Yang, Y., Lu, H., Zhou, Y., Song, Q., & Xu, B., (2015). An empirical analysis of package-modularization metrics: Implications for software fault-proneness. *Information and Software Technology*, *57*, 186–203.

第五章

射频能量收集天线在生物医学方面的应用

NEETA SINGH,[1] SACHIN KUMAR,[2] and BINOD KUMAR KANAUJIA[3]

[1]*Ambedkar Institute of Advanced Communication Technologies and Research, Delhi–110031, India, E-mail: neeta.singh90@gmail.com*

[2]*School of Electronics Engineering, Kyungpook National University, Daegu–41566, Republic of Korea, E-mail: gupta.sachin0708@gmail.com*

[3]*School of Computational and Integrative Sciences, Jawaharlal Nehru University, New Delhi–110067, India, E-mail: bkkanaujia@ieee.org*

摘要

为了满足现代化智能传感设备和低耗能设备的供电需求，对无线电力传输的要求也与日俱增。而在医疗领域，通过射频能量进行无线充电的健康监测系统，已成为无线电力传输中最为新兴的应用。通过"整流天线"，可以完成射频能量的收集。整流天线包括一个传感天线，它能够接收周围环境中的射频信号，然后将信号传输至整流器，整流器将接收到的交流信号转换为直流电。转换之后的直流电可用于生物医学方面的健康监测。这类监测设备通常是植入式的，或者是可穿戴式的，它能够对身体的不同器官进行远程监测。由于使用射频能量，这类监测设备通常不需要经常更换电池，就能够实现长期甚至永久的健康状况监测。本章回顾并介绍了不同类型

> 射频能量收集天线的设计与分析,以及智能健康监测系统中所涉及到的相关技术。本章还探讨了印刷整流天线的优点,例如重量轻、体积小,以及与人体器官的兼容性等优势。

5.1 引言

近年来物联网(The internet of things:IoT)技术在智慧农业、智慧城市、智慧通信和智慧医疗等各个领域都有迅速的发展。如今,医疗保健已成为人们生活中不可或缺的一个重要部分,特别是对老年人而言[1]。利用物联网技术,可以把患者的信息从物理数据转变为数字信号。物联网设备能够相互通信并直接共享患者信息,从而帮助医生开具处方[2]。图 5.1 是无线监护系统的框图。

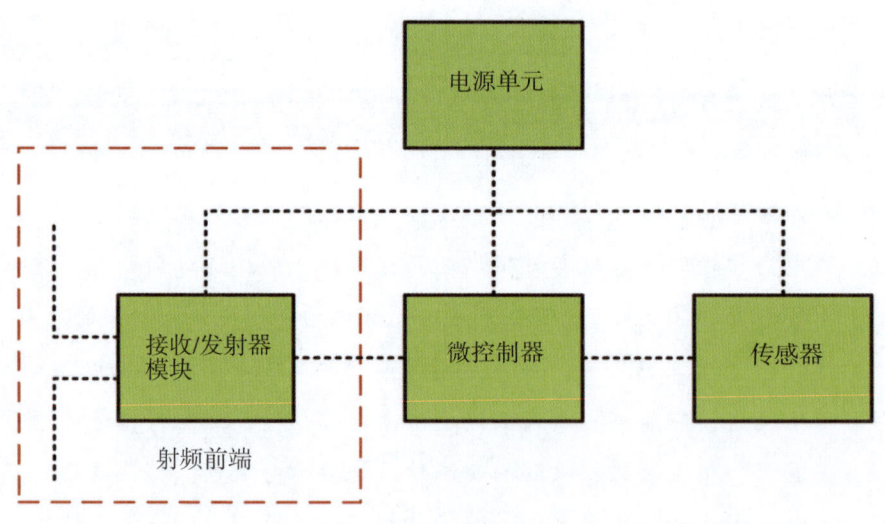

图 5.1 无线监护系统

实现物联网技术,通常需要设备具有常规供电或者无线充电装置,这样就不需要更换电池。无线充电技术可以通过"整流天线"装置来实现。整流天线是一种由接收天线和整流电路组成的无线电池[3],它能够为所连接的设备或系统提供持续电源[4]。接收天线从周围环境中收集自由可用的射频信号，并用整流器将射频信号转换为直流电。接收天线一般有以下几种类型：喇叭天线[5]、偶极子天线[6]、单极子天线[7]、八木宇田天线[8]、微带贴片天线[9,10]以及平面螺旋天线[11]。圆极化（CP）天线可用于高能量的无线电力传输。最常用的圆极化天线有立体螺旋天线、平面螺旋天线、截断微带天线、加缝/槽的方形和圆形贴片天线。

为了避免极化失配，接收天线应该与发射装置具有相同的极化。如果发射和接收信号之间的极化失配增加，那么接收到的能量会受到影响。如果两个信号相互正交，则接收到的能量为零。因此，如果接收天线是线性极化，那么发射天线也必须具有线性极化。另外，如果传输信号的方向因某些障碍物而改变，那么能量也会有较高的折损。为了提高射频信号到直流电的转换效率，一般首选圆极化天线，因为无论射频信号方向或角度如何变化，这类天线都具有较高的信号接收效率[12,13]。早在1890年，N. Tesla就开始研究在电磁线圈上进行无线电力传输[14]。但他的实验以失败而告终，未能显示这类设备的优势。而后在1960年，W. C. Brown研发出一种名为"整流天线"的装置，该装置由接收天线和整流器组成，它的工作频率为2.45GHz。Brown在一架直升机上测试了他的研究装置并最终获得成功。

5.2 监测健康状况的不同方式

如今，智慧医疗已成为人们日常生活中一个重要的组成部分。用于监测患者健康状况的传感设备可以是植入式、穿戴式，或是与互联网相连的传感器。通过使用生物遥测系统，医生可以分析患者的医疗需求并开具相应的药物。这项技术可以帮助医生随时与患者保持信息互通，并监测患者的健康状况。

5.2.1 可穿戴式天线/传感器

为了延长预期寿命并降低药物治疗的成本，最近科研人员研究和开发了应用远程技术的医疗系统。非侵入性的可穿戴传感器可实现人体健康状况的无痛监测[15]。图5.2显示了可穿戴式系统的整体框架结构。

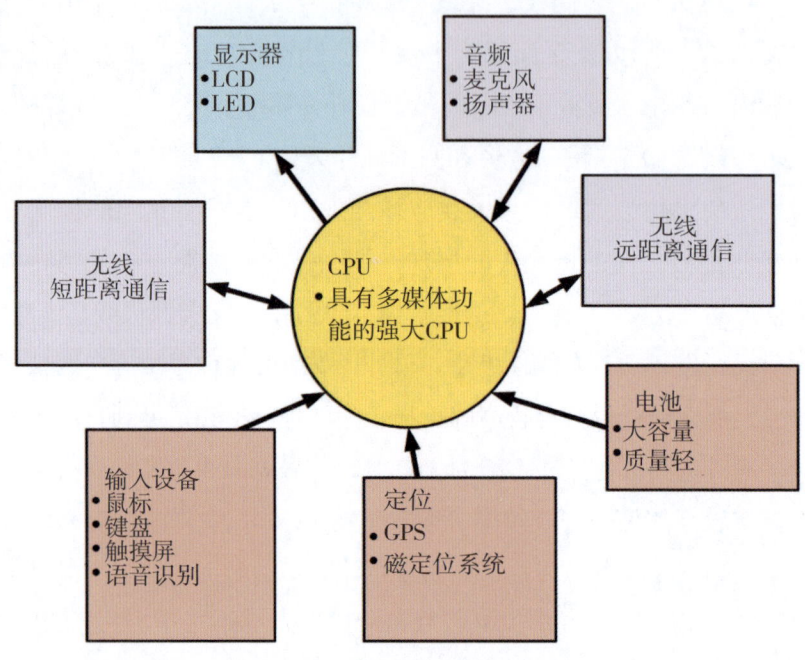

图 5.2　可穿戴式系统的整体框架结构

可穿戴传感器包含了可穿戴式天线，它能够置于患者身上，从而监测体征数据并发现身体的异常情况，通过物联网将患者的数据信息传输至监测平台，如图5.3所示。可穿戴式天线通常选用纺织材料制造或编织在患者的衣服上，它比印刷传感器具有更好的灵敏度。本章节主要介绍可穿戴式天线的类型及制造工艺。这类天线主要分为两组，将在下面的小节中讨论。

5.2.1.1　传统可穿戴式天线的设计

生物医学领域常用的传统穿戴式天线包括微带贴片、偶极子、折叠偶极子、印刷螺旋和平面倒F天线（PIFA）[16]。这些天线由于价格低廉和易于制造而被广泛使用。最常用的是微带贴片天线，因为它体积较小，且易于生产。

第五章 / 射频能量收集天线在生物医学方面的应用

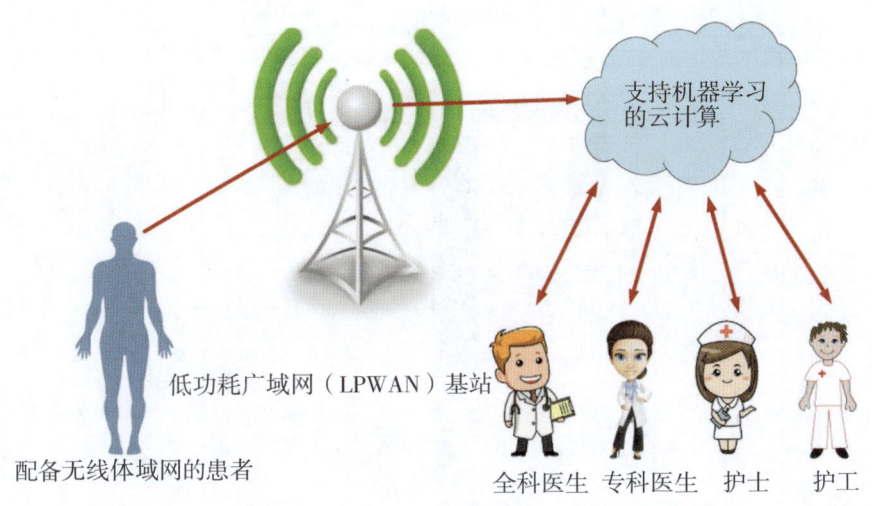

图 5.3　医疗数据监测系统的结构

电磁波可以穿透人体并被人体组织吸收，有时这些辐射是非常危险的，可能会导致严重的健康问题。对于可穿戴式天线来说，需要设定一个较低的 SAR 值，以确保其对人体健康无害。由于微带贴片天线是小波段辐射，因此 SAR 值较高。可以通过下列方式降低 SAR 值：

1. 仔细选择天线的馈电位置，确保大部分辐射都在主要波段内。
2. 可以使用一个反射器或电磁波吸收器来反射/吸收反向辐射。
3. 地面是一个相对完美的导体，它能将所有的电磁波向前方辐射。

这些传感器可嵌入衣服中，便捷并持续地监测人体的健康状况[17]。不同的材料和制造工艺的应用促进了传统可穿戴式天线的改进。参考文献[18]报道了一种由三角形槽和羊毛材料作为底衬基板的新型 PIFA 天线，该 PIFA 天线为双频响应天线。使用羊毛材料是因为它容易买到且穿着感舒适。

参考文献[19]介绍了一种单频和双频兼容的柔性可穿戴式 PIFA 天线，如图 5.4 所示。与刚性材料的基板天线相比，柔性基板天线传输功率更高。

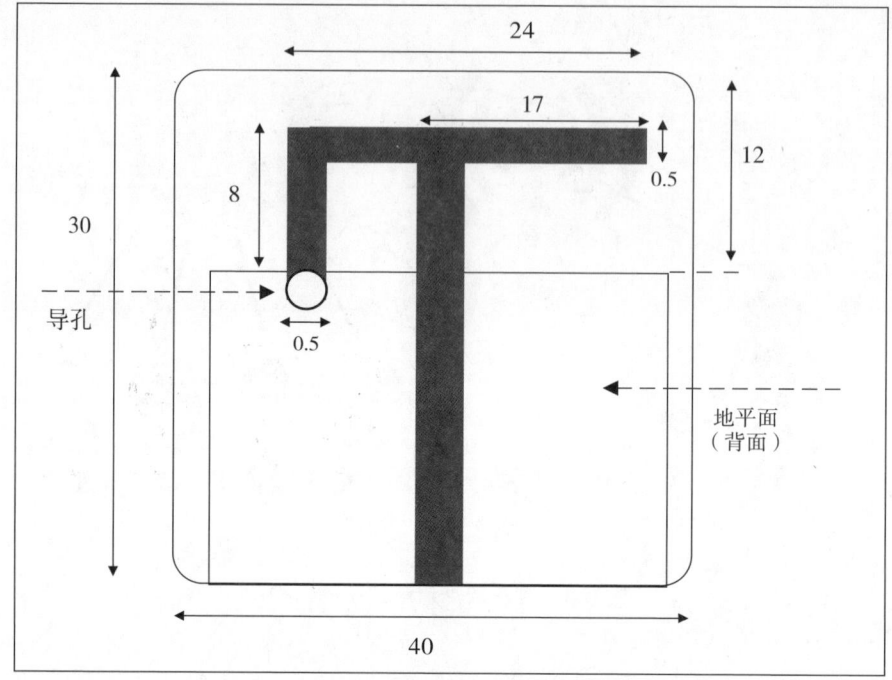

图 5.4　PIFA 天线设计（单位：mm）

参考文献 [20] 介绍了一种在 FM 调频波段（87.5～108 MHz）的可穿戴式天线。折叠偶极子多频天线设计如图 5.5 所示。

传统的可穿戴式天线会发射有害的电磁辐射，这些辐射可穿透人体皮肤并被细胞吸收，可能会导致严重的健康问题，因此，必须将 SAR 值设定在安全范围内。将平均 SAR 值作为限制且低 SAR 值的天线已被广泛使用。近年来，研发出了多种材料，用于抑制 SAR 值。

5.2.2　纺织材料的天线设计

可穿戴式系统可以根据用户的个性化需求而设计，不会影响用户日常生活。一些柔性纺织材料的天线广泛应用在可穿戴式系统上，它能够嵌入衣服、毯子和床单等物品中，从而持续监测穿戴者的健康状况。

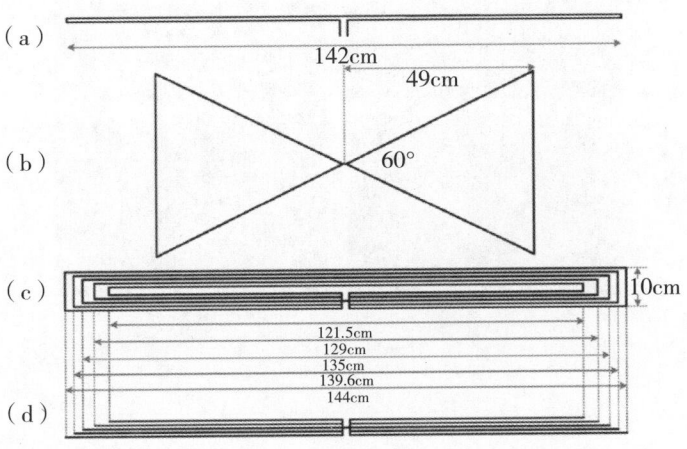

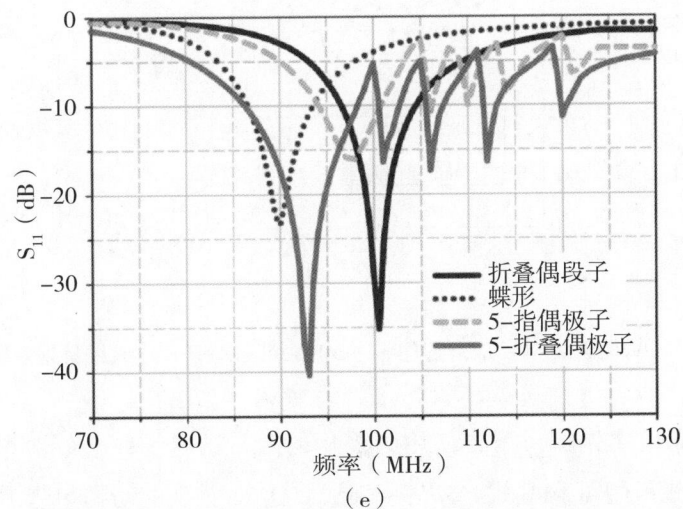

图 5.5 （a）折叠偶极子，（b）蝶形天线，（c）5- 指偶极子，（d）5- 折叠偶极子，（e）天线反射系数[20]。

参考文献 [21] 报道了一种超宽带（UWB）的纺织天线。这种天线使用厚度为 3mm 的法兰绒纺织材料基板，介电常数为 1.7，提供 17GHz 带宽，如图 5.6 所示。

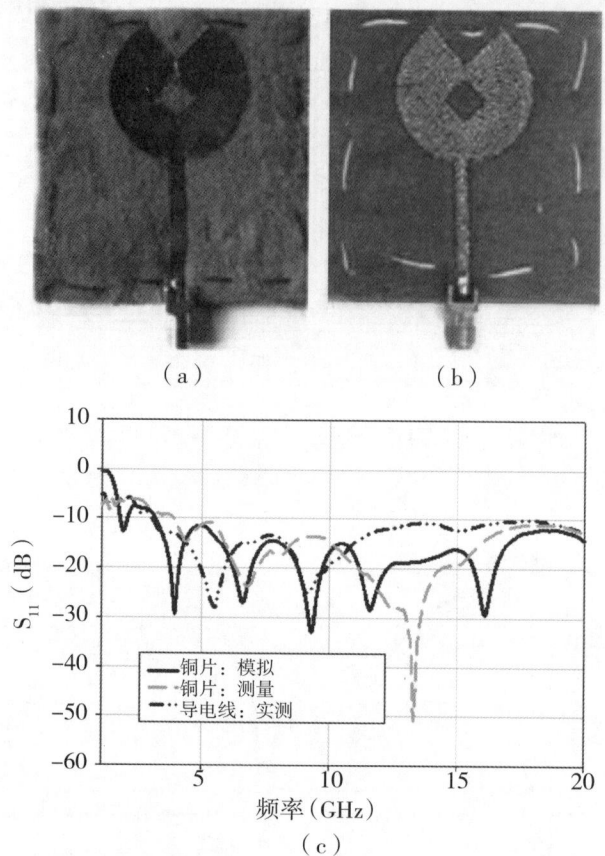

图 5.6 UWB 天线（a）前视图，（b）后视图，（c）天线反射系数[21]。

为避免极化失配，需要使用圆极化的微带馈电纺织天线[22]。图 5.7 显示了一种截角的可穿戴式 CP 贴片天线。这对于在走动的患者，且极化状态不断变化的应用场景是非常有用的。有报道称：无论方向如何变化，这类天线都能有效进行信号辐射传播。

参考文献 [23] 介绍了一种纽扣式的可穿戴八木阵列天线。该阵列天线的工作频率为 2.45GHz，主要应用于无线体域网 （wireless body area networks，WBAN）。由于它牢固耐用、价格低廉、性能稳定、体积较小，所以特别适合嵌入衣服中。这个天线由两层 PEC（氯化聚乙烯）组成，一层用作基板，另一层用于八木天线，如图 5.8 所示。上下层之间使用相对介电常数为 6.6 的厚基板。

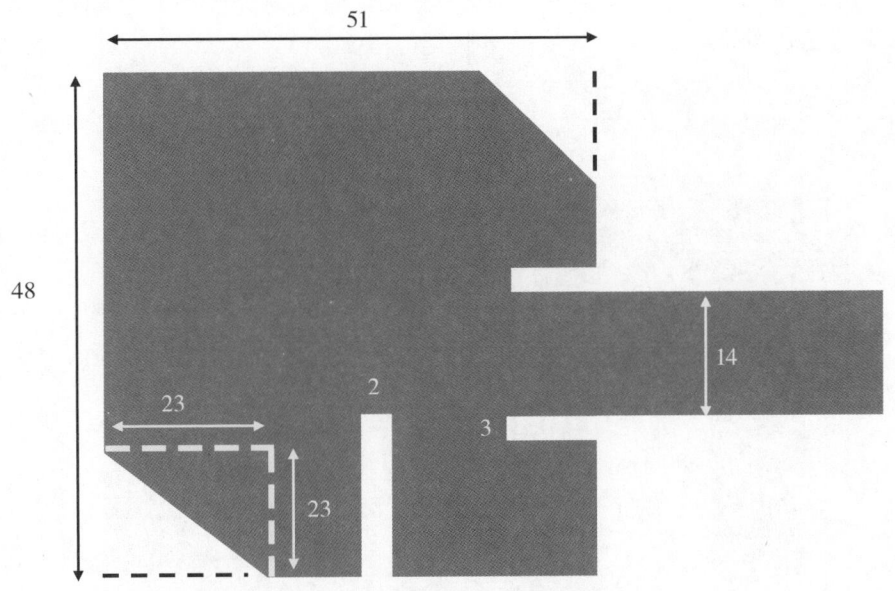

图 5.7　圆极化天线（单位：mm）

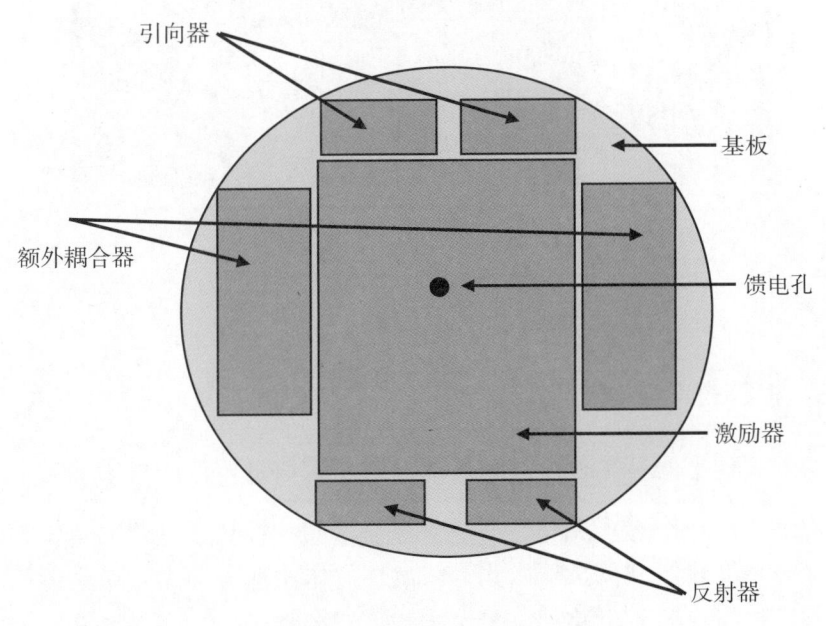

图 5.8　八木天线

参考文献 [24] 介绍了一种工作频率为 2.45GHz 的圆极化纺织微带贴片天线。如图 5.9 所示，该矩形环天线使用芳纶面料织造。而圆极化结构有助于天线获得较高效能。

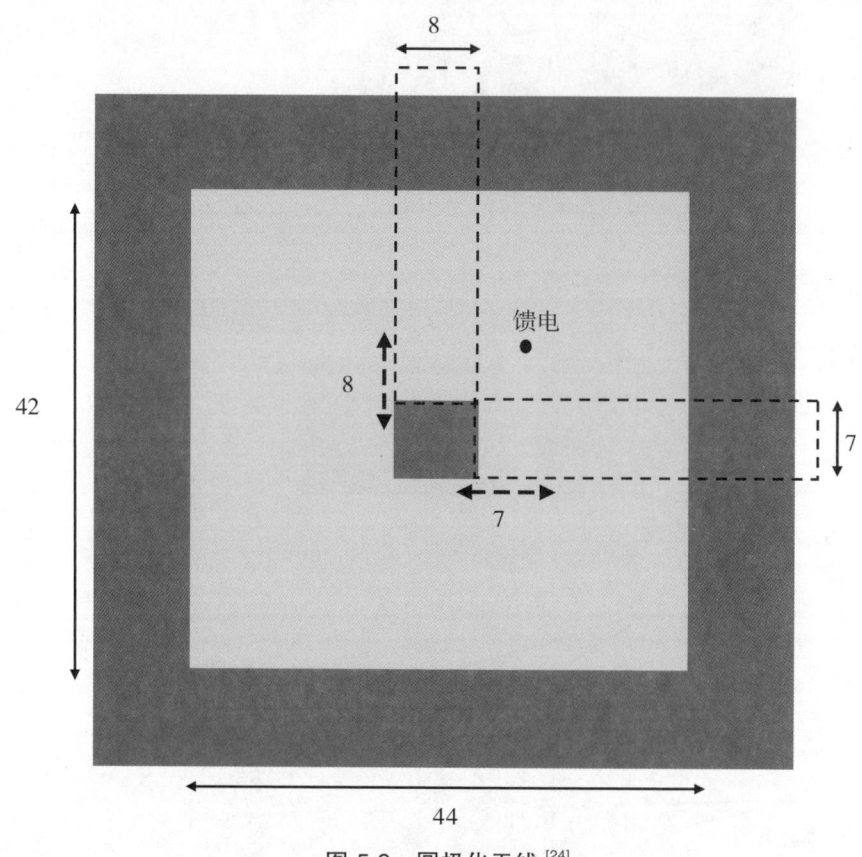

图 5.9　圆极化天线[24]

5.2.3　植入式天线

植入式传感器是实现内部和外部设备之间信息传输的桥梁。对于生物医学方面的应用来说，植入式天线必须效能高、体积小，同时满足所有植入式装备的要求。现今，植入式天线已广泛用于血糖监测、血压测量、胰岛素泵、内镜检查、脑深部刺激等医疗检测项目。但是，在提升植入式天线的性能上，研究人员仍面临着一些挑战。例如，小型化是生物医学天线的主要诉求，然而，天线的尺寸会影响它的辐射特性。因此，研究人员在致力于缩小天线体积的同时，也在着重维持天线良好的辐射特性。在医疗行业，使用物联网技术最重要的目标是将患者持续性的体征数据传输至外部基站。图 5.10 显示了无线植入式系统中不同的组成部分。

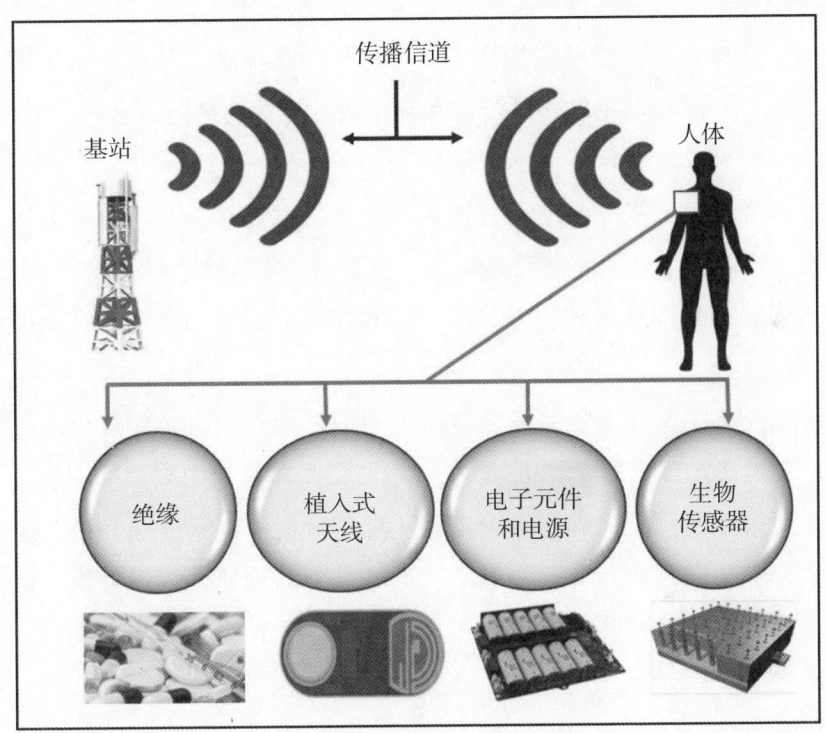

图 5.10　无线植入式系统各组件

5.2.3.1　绝缘材料

绝缘材料用于无线植入式系统主要是为保护身体机能免受电磁波的辐射伤害。绝缘材料可用于身体的任何部位。为确保绝缘材料在人体环境中起到功效，它应符合可加工性、生物黏附性、生物相容性和生物功能性等基本要求。

5.2.3.2　植入式天线

在没有物联网的情况下，一般基站应设立在几米范围内；而通过应用物联网技术，即便距离较远，也可以进行数据传输与监测。对于无线通信来说，天线的辐射效率、与人体组织的耦合系数和小型化等都应设置在规定的安全范围内。

5.2.3.3　电子元器件和电源

无线监测系统由植入式天线与微控制器、发射系统、CPU、数据通信装置等各类电子组件集成。有线电源装置需要占用较大的空间，也会影响设备的使用寿命。无线射频能量采集为这个问题提供了最佳的解决方案。整流天线是一种可以在需要时收集和利用射频能量的装置。

5.2.3.4　生物传感器和生物致动器

生物传感器可将生物信号转换为可测量的电信号，并将患者的体征数据报告传输给医生。各种类型的生物传感器，如细菌传感器、DNA 传感器、光学传感器、酶传感器和表面等离子体共振传感器等已被应用在众多生物医学方面。

研究人员在设计生物医学领域使用的植入式天线时，应充分考虑人体环境的各类影响因素[25]。如图 5.11 所示，植入式天线的周围环境被分为多个层次。第 5 层代表最外层自由空间（外部环境），第 4 层和第 3 层是人体组织，包括肌肉、脂肪和皮肤。第 2 层是生物相容性绝缘材料，确保装置不影响人体组织。第 1 层包含空气，被称为原点。

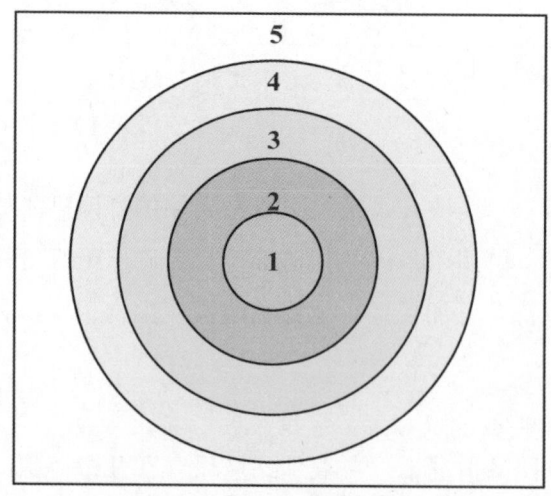

图 5.11　身体样本的不同层次

第五章 / 射频能量收集天线在生物医学方面的应用

研究人员提出了一种用于医疗行业的生物植入式螺旋 3D 天线[26]。天线结构紧凑，尺寸为 $14 \times 14 \times 15 mm^3$，如图 5.12 所示。为了获得最佳螺旋形配置，科研人员在 405MHz 频率下，对螺旋形的各种形态进行了优化配置。另外，使用 PIFA 技术，可以使螺旋天线的体积缩小 55%，而增益损失仅为 1.4dB。

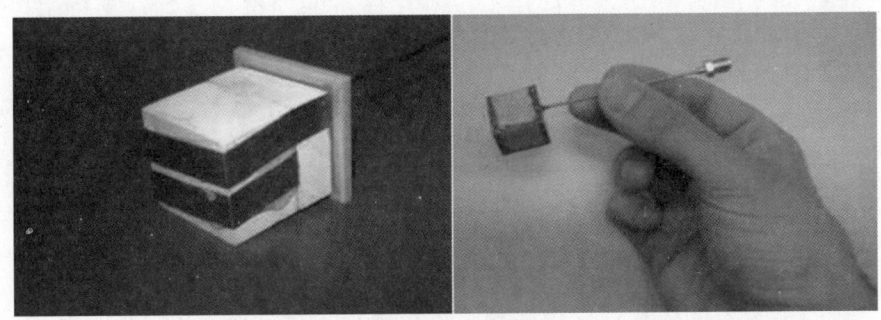

图 5.12　3D 天线[26]

参考文献 [27] 介绍了另一种在生物医学领域应用的折叠偶极子天线，它工作的频段为 2.45GHz 的 ISM（"工业、科学和医疗无线电波段"），如图 5.13 所示。该天线带宽约为 50.2%。它的上下两层材料分别为加载覆层以及二甲基硅氧烷（PDMS）的基底层。

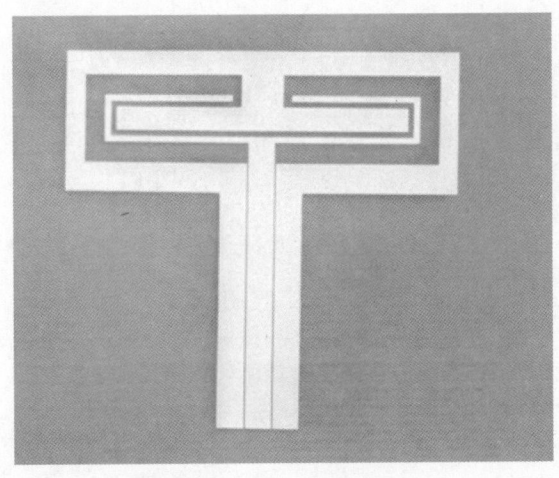

图 5.13　折叠偶极子天线

5.3 物联网在医疗行业的应用

物联网技术可以赋能不同的医疗服务项目，例如远程监护、老年护理、远程用药、远程医疗，以及通过应用程序提供精准的医疗咨询服务：

1. 便携式个人辅助　该应用程序利用先进的便携式技术，支持用户远程访问当前的医疗机构或护理设施。它是一款卓越的多功能应用程序，社会大众可以通过接口及门户网站等路径便捷快速访问该应用，这也使得电子福利体系机制变得更为简化[28]。

2. 智能小配件（Keen Gadgets）　是一款医疗服务中的智能小设备，用于储存和监督关键的体征参数，并监测患者的相关疾病信息。它们主要通过跟踪佩戴者的运动情况给出相关健康建议，统计装置可读取存储信息。它能够跟踪并统计患者的运动情况。通过可穿戴式传感器收集信息，例如，脉搏器、计步器、谷歌眼镜等，并供医生参考，以便进行下一步的检查。

3. 远程医疗　该程序通过远程网络为患者提供虚拟帮助，授权安排虚拟访谈、药物运输及用药指导等。它能够为远程医疗提供诊断帮助，例如安排电话会议和多功能视频会议。在一些国家和市场，这类应用已经变得非常普遍和广泛[29]。

4. 年长者照护　该应用程序主要服务于老年患者，帮助他们独立生活。这个应用配合可穿戴式和嵌入式传感器一起使用，主要用于检查那些无需药物治疗的老年患者。检测装置追踪和观察老年人的主要体征指标，并将数据传输到手机，该手机作为一个信息枢纽，将患者信息传送给医生。这些信息数据的不断收集可以为患者的治疗提供有效帮助。特别是在发生紧急情况时，它能够向附近的医院发送警报信息[30]。

5.4 物联网医疗的安全问题

随着医疗监测工作的开展，相关的病人安全也逐渐成为一个关注的议题。为确保物联网领域的各方安全，首先应满足图 5.14 中的这些安全前提。同样，由于需要满足这些安全前提条件，就可能面临一些其他的困难或问题，如图 5.15 所示。

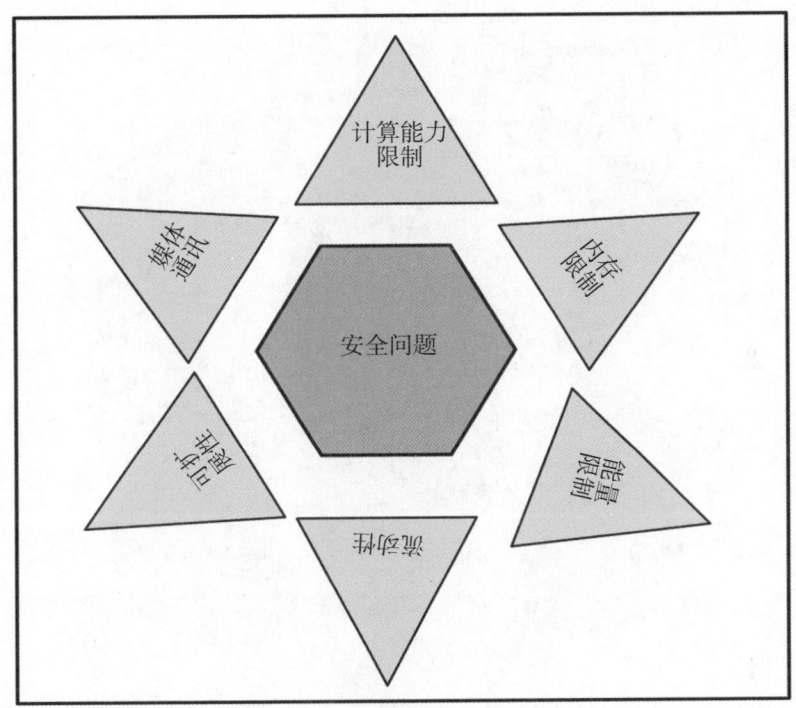

图 5.14　物联网医疗中的安全前提

Keen Gadgets 这类智能小设备适用于在必要情况下完成成本 - 效益高的任务，通常内嵌的控制处理器速度不高、计算能力有限，安全设置也不高，以免影响执行任务，仅在必要的时候才增强安全功能。其内存计算功能也存在同样情况，因为这些小设备通常有插件内存的限制，它本身采用了轻量化技术，适用于执行一些相应的轻量级协议或项目 [31, 32]。

许多智能设备应用于物联网医疗中，例如血压传感器、温度传感器，由于这些设备的电池电量有限，在不读取数据时，可以通过启动休眠模式来节省电量。因此，需要设计合理可行的结构，在智能设备的工作性能、控制设定和计算障碍等因素之间取得平衡。其他可能引发的物联网安全问题也需要进行多方面的评估[33, 34]。

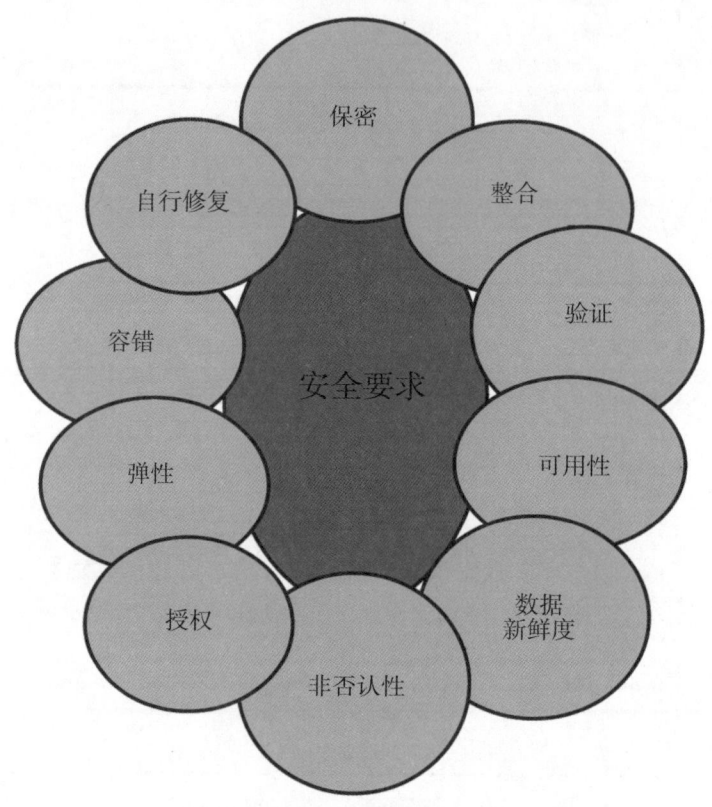

图 5.15　物联网医疗中的安全问题

5.5　小结

本章讨论了当前社会对无线电力传输的需求。利用这项技术，可以采集周围环境中自由可用的射频能量。射频能量经过转换后，能够为智能设备充电，这项技术也彰显了其巨大的应用前景。

如本章所述，射频能量能为使用物联网技术的智能医疗设备供电。因为不需要更换电池，这项技术也被称为绿色通信。本章还介绍了研究人员运用不同的途径和来源，将转换后的射频能量用于智能医疗设备。

关键词

- 物联网
- 平面倒 F 天线
- 聚二甲基硅氧烷
- 比吸收率
- 超宽带
- 无线体域网

参考文献

1. Laplante, P. A., & Laplante, N., (2016). The internet of things in healthcare: Potential applications and challenges. *IT Professional, 18*(3), 2–4.
2. Natarajan, K., Prasath, B., & Kokila, P., (2016). Smart healthcare system using internet of things. *Journal of Network Communications and Emerging Technologies, 6*(3), 37–42.
3. Singh, N., Kanaujia, B. K., Beg, M. T., Mainuddin, Khan, T., & Kumar, S., (2018). A dual polarized multiband rectenna for RF energy harvesting. *AEU-International Journal of Electronics and Communications, 93*, 123–131.
4. Singh, N., Kanaujia, B. K., Beg, M. T., Mainuddin, S. K., & Khandelwal, M. K., (2018). A dual band rectifying antenna for RF energy harvesting. *Journal of Computational Electronics, 17*(4), 1748–1755.
5. Al-Zuhairi, D. T., Gahl, J. M., Abed, A. M., & Islam, N. E., (2018). Characterizing Horn antenna signals for breast cancer detection. *Canadian Journal of Electrical and Computer Engineering, 41*(1), 8–16.
6. Lesnik, R., Verhovski, N., Mizrachi, I., Milgrom, B., & Haridim, M., (2018). Gain enhancement of a compact implantable dipole for biomedical applications. *IEEE Antennas and Wireless Propagation Letters, 17*(10), 1778–1782.
7. Abbasi, M. A. B., Nikolaou, S. S., Antoniades, M. A., NikolićStevanović, M., & Vryonides, P., (2017). Compact EBG-backed planar monopole for BAN wearable applications. *IEEE Transactions on Antennas and Propagation, 65*(2), 453–463.
8. Ashok, K. S., & Shanmuganantham, T., (2017). Design of clover slot antenna for biomedical applications. *Alexandria Engineering Journal, 56*(3), 313–317.
9. Liu, C., Guo, Y., & Xiao, S., (2014). Capacitively loaded circularly polarized implantable patch antenna for ISM band biomedical applications. *IEEE Transactions on Antennas and Propagation, 62*(5), 2407–2417.
10. Gandji, N. P., Lee, G., Semouchkin, G., Semouchkina, E., Neuberger, T., & Lanagan,

M., (2019). Development and experimental testing of microstrip patch antenna-inspired RF probes for 14-T MRI scanners. *IEEE Transactions on Microwave Theory and Techniques*, *67*(1), 443–453.

11. Shah, I. A., Zada, M., & Yoo, H., (2019). Design and analysis of a compact-sized multiband spiral-shaped implantable antenna for scalp implantable and leadless pacemaker systems. *IEEE Transactions on Antennas and Propagation, 67*(6), 4230–4234.
12. Xu, L., Bo, Y., Lu, W., Zhu, L., & Guo, C., (2019). Circularly polarized annular ring antenna with wide axial-ratio bandwidth for biomedical applications. *IEEE Access, 7*, 59999–60009.
13. Singh, N., Kanaujia, B. K., Beg, M. T., Mainuddin, S. K., Choi, H. C., & Kim, K. W., (2019). Low profile multiband rectenna for efficient energy harvesting at microwave frequencies. *International Journal of Electronics*. doi:10.1080/00207217.2019.1636302.
14. Brown, W. C., (1984). The history of power transmission by radio waves. *IEEE Transactions on Microwave Theory and Techniques*, *32*(9), 1230–1242.
15. Salonen, P., Rahmat-Samii, Y., Hurme, H., & Kivikoski, M., (2004). Dual band wearable textile antenna. *IEEE Antennas and Propagation Society Symposium* (Vol. 1, pp. 463–466). Monterey, CA, USA.
16. Soontornpipit, P., Furse, C., & Chung, Y. C., (2004). Design of implantable micro strip antenna for communication with medical implants. *IEEE Transactions on Microwave Theory and Techniques*, *52*, 1944–1951.
17. Dobbins, J. A., Chu, A. W., Fink, P. W., Kennedy, T. F., Lin, G. Y., Khayat, M. A., & Scully, R. C., (2006). Fabric equiangular spiral antenna. *IEEE Antennas and Propagation Society International Symposium* (pp. 2113–2116). Albuquerque, NM.
18. Soh, P. J., Vandenbosch, G. A. E., Ooi, S. L., & Rais, N. H. M., (2012). Design of broadband all-textile slotted PIFA. *IEEE Transactions on Antennas and Propagation*, *60*(1), 379–384.
19. Salonen, P., & Rantanen, J., (2001). A dual band and wide-band antenna on flexible substrate for smart clothing. In: *27*[th] *Annual Conference of the IEEE* (Vol. 1).
20. Nikolova, K. N., (2003). *Antenna Lectures*. McMaster University, Hamilton, ON, Canada.
21. Osman, M. A. R., Abd, R. M. K., Samsuri, N. A., Salim, H. A. M., & Ali, M. F., (2011). Embroidered fully textile wearable antenna for medical monitoring applications. *Progress in Electromagnetics Research*, *117*, 321–337.
22. Klemm, M., Locher, I., & Troster, G., (2004). A novel circularly polarized textile antenna for wearable applications. In: *34*[th] *European Microwave Conference* (pp. 137–140). Amsterdam, the Netherlands.
23. Khaleel, H. R., Al-Rizzo, H. M., Rucker, D. G., & Elwi, T. A., (2010). Wearable yagi micro strip antenna for telemedicine applications. *Proceedings of the 2010 IEEE Radio and Wireless Symposium* (pp. 280–283). New Orleans, LA.
24. Hertleer, C., Rogier, H., & Van, L. L., (2007). A textile antenna for protective clothing. *IET Seminar on Antennas and Propagation for Body-Centric Wireless Communications* (pp. 44–46). London.
25. Merli, F., Fuchs, B., Mosig, J. R., & Skrivervik, A. K., (2011). The effect of insulating layers on the performance of implanted antennas. *IEEE Transactions on Antennas and Propagation*, *59*(1), 21–31.
26. Abadia, J., Merli, F., Zurcher, J. F., Mosig, J. R., & Skrivervik, A. K., (2009).

3D-spiral small antenna design and realization for biomedical telemetry in the MICS band. *Radio Engineering*, *18*(4), 359–367.

27. Lucia, M., Kurup, D., Rogier, H., Ginste, D. V., Axisa, F., Vanfleteren, J., Joseph, W., Martens, L., & Vermeeren, G., (2011). Design of an implantable slot dipole conformal flexible antenna for biomedical applications. *IEEE Transactions on Antennas and Propagation, 59*(10), 3556–3564.

28. Riazul, I. S. M., Humaun, K. M. D., Kwak, D., Kyung-Sup, K., & Mahmud, H., (2015). *The Internet of Things for Health Care: A Comprehensive Survey*. doi: 10.1109/ACCESS.2015.2437951.

29. Ovidiu Vermesan & Peter Friess, (2014). *Internet of Things: From Research and Innovation to Market Deployment-IERC*. https://www.researchgate.net/publication/263970385_Internet_of_Things_From_Research_and_Innovation_to_Market_Deployment_Chapter_4_-_Internet_of_Things_Global_Standardisation_-_State_of_Play (accessed on 29 July 2020).

30. Li, C., Raghunathan, A., & Jha, N., (2011). Hijacking an insulin pump: Security attacks and defenses for a diabetes therapy system. In: *IEEE 13th International Conference on eHealth Networking, Applications, and Services* (pp. 150–156). Columbia, MO.

31. Christin, D., Reinhardt, A., Mogre, P., & Steinmed, R., (2009). Wireless sensor networks and the internet of things: Selected challenges. In: *Proceedings of the 8th GI/ITG KuVS Fachgespräch "Drahtlose Sensornede"* (pp. 31–33).

32. Xu, X., Zhou, J., & Wang, H., (2013). Research on the basic characteristics, the key technologies, and the network architecture and security problems of the internet of things. In: *3rd International Conference on Computer Science and Network Technology*.

33. Riazulislam, S. M., Daehan, K., Humaun, K. M., Mahmud, H., & Kyung-Sup, K., (2015). The internet of things for health care: A comprehensive survey. *IEEE Access*.

34. Pang, Z., Tian, J., & Chen, Q., (2014). Intelligent packaging and intelligent medicine box for medication management towards the internet-of-things. In: *Proc. 16th International Conference in Advance Communication Technology (ICACT)*.

35. Linklabs (2015). *IoT in Health Care: What You Should Know,* December 23, 2015. (Online) Available: https://www.link-labs.com/blog/IoT-in-healthcare (accessed on 13 August 2020).

第六章

图像与信号处理在数字医疗中的应用

DIVYA PRAKASH PATTANAYAK and SURYA PRAKASH PATTANAYAK

Department of Electronics and Communication, Ambedkar Institute of Advanced Communication Technologies and Research, New Delhi, India, E-mail: suryankbabu@gmail.com (S. P. Pattanayak)

摘要

信号处理是指使用一系列数字或符号来表示信号,并对这些信号进行处理。数字信号处理是一门研究信号处理的学科,它包括音频处理、语音处理、声纳处理、雷达信号处理、传感器阵列处理、频谱估计、通信信号处理、统计信号处理、数字图像处理、系统控制、生物医学信号处理、地震数据处理等领域。

生物医学信号是对其所观察到的生物体生理活动的记录,不仅包括从基因和蛋白质序列到神经和心律等生理活动,也包括组织和器官图像。它利用电子仪器对体内代谢、疾病的诊断和检测进行临床研究,信号处理旨在从生物医学信号中提取重要信息。借助生物医学信号处理,生物学家可以发现新的生物学特性,医生可以监测不同的疾病。

随着先进电子仪器在生物医学领域的应用,信号处理进入了医学信号处理(MSP)范畴。科学家们发明了许多仪器来检测有机生

生物电子学在医疗器械领域的应用

> 物体的诊断结果。医学信号处理大大降低了医务人员运行临床生命维持系统的负担。虽然这些技术已日趋成熟，但由于各种新型生物医学仪器的发明和发展，医学信号处理领域还需要不断继续拓展。

6.1 引言

数字成像是利用不同类型的信号构建图像的过程。这些图像的对象可以通过多种方式进行分类，如辐射模式、所用的物理场、所研究的特征以及直接成像或是间接成像等。医学成像是一种程序技术，它通过获取来自人体的各种信号来研究人体、器官和组织的各自特性。它包括医学成像和图像处理，其输出结果可分为模拟信号和离散信号两种类型。通过数字化处理，可以将离散图像进一步简化。与之相关的主要困难和挑战是对输入信号的准确解释、有效分析，进而获得对图像的最佳诊断信息。

6.1.1 数字图像处理系统

完整的数字过程成像系统是硬件和软件设备的集合。它通过使用合适的传感器获取图像信息，并以最佳方式从图像信息中捕获感兴趣的特征。如果所需的图像原本是模拟的，则这些图像将存储在 RAM、ROM、软盘、闪存和 CD 等永久或临时存储器中，继而通过模数转换器（ADC）将其数字化。在数字图像处理的处理阶段，可以适当地利用图像处理技术来获得图像处理和期望的结果，从而实现有效的诊断程序。

最终结果图像将呈现于计算机监视器上，此过程需要使用模数转换器将模拟信号转换为数字信号。图像增强能够将多种增强技术应用于基础图像，如调整其亮度、对比度和阴影等，并能完成平滑噪点、散斑以及图像锐化处理。图像增强过程旨在使图像的信息更丰富、更容易理解，更简便地从中获取信息。图片修复程序用于受损图像的重建，包括对光照不均匀、非线性检测、失真、失焦、不良噪点、散斑等图片的修补效果（如图6.1所示）。

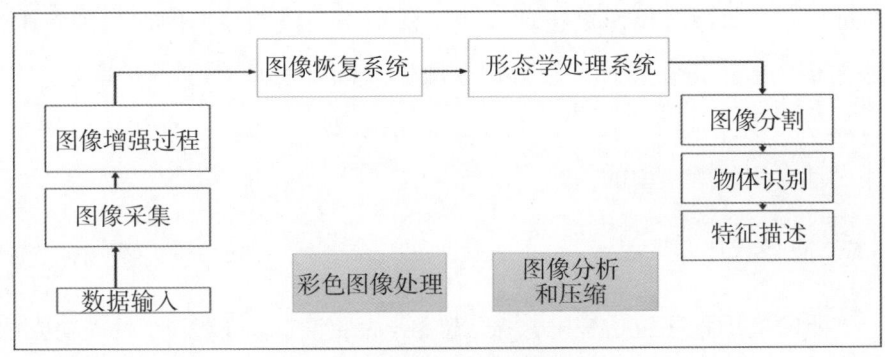

图 6.1 数字图像处理系统

6.1.2 图像分析

图像分析过程包括分组和分类。这一过程通常从感兴趣区开始,将其与图像其他部分隔开(图像分割)。图像特征包括大小、形状和纹理,这些特征将成为其分组依据。

对象的这些分类取决于分组的容限级别,该分组可以分为一个组或包括入组(容限级别由用户或放射科医生设置)。在进一步分类的过程中,通过模式识别来识别图像中的良性或恶性区域,这是癌症检测或肿瘤学的最佳技术。

6.1.3 图像压缩

图像压缩减少了描述特定图像内容所需的图像和数据的大小。图像压缩使数据保存在存储器中时,有更多的信息可以存储在同一可用数据存储器中。因为图像的某些区块在给定的图像中可能是重复和冗余的,所以图像压缩能在不损失任何信息的情况下完成。去除冗余和重复的区块并不会妨碍图像所需的信息,因而整体压缩并不会造成信息丢失。

数字图像处理的重要压缩技术包括有损压缩和无损压缩。

6.1.4 图像合成

图像合成是通过现有图像或非图像信息创建新图像的过程。例如,从

x 方向和 y 方向计算投影重建轴向或切片断层扫描。数据图像处理技术通过遵循正确的步骤，从感兴趣区提取数据。该过程通常是按顺序执行的，但在数据特别复杂的情况下，也可能使用提取反馈机制，有时甚至会使用迭代循环来细化所提取的信息。

6.1.5 应用程序

主要的应用程序包括核磁共振、超声、腹腔镜、血管造影、多普勒成像、乳腺 X 线摄影、脑电图和心电图。

6.2 磁共振

磁共振成像（MRI）是一种非电离技术，它使用射频（200MHz～2GHz）电磁（EM）辐射和磁场〔约 1～2 特斯拉（T），而地球磁场约为 0.5×10^{-4}T〕[1]。这种较强的磁场辐射是由超高质量的超导磁体产生的，其利用电流通过电阻几乎为零的超导线路进入超导磁体。磁共振成像创建的图像提供了详细的生理和解剖结构，这些图像具有完美的软组织可视化三维特征。

6.2.1 磁共振成像原理

磁共振图像可以从核磁共振射频波获得。特定的质子会在两个不同的能级间运动，核磁共振射频脉冲作用下，质子的自旋发生固定角度的偏转。对物质所产生的射频波的研究显示了质子的存在，但不能提供它们的确切位置。除了主磁场，电磁体线圈还产生一个毫特斯拉级别的梯度线性磁场，这也导致整个研究区域的磁场增加。由于拉莫尔频率与外加磁场成正比，位于身体不同位置的同一质子的自由感应衰减信号十分复杂且差异很大。

对于不同位置的两个空间像素而言，其自由感应衰减信号的傅里叶变换将产生两次偏转，每个位置的空间像素产生一次偏转。这两种偏转具有立体空间信息，并将因此产生一个射频信号。射频信号类似于 X 射线计算机断层扫描（CT）的投影。在患者扫描视野里的多个投影可以进行断层图像的重建。而断层的选择可以通过选择不同频率的射频脉冲来完成。

当放射科医生施加梯度磁场时，可以选择 X、Y、Z 梯度来获得所需的图像方向。通过使用不同的射频带宽来改变断层厚度。但断层有所局限，即很难产生较小的带宽值和较大的磁场值。此外，薄片层包含很少的自旋和极小的信噪比。通过改变射频脉冲的中心频率，可以将特定的断层移动到扫描视野的不同位置。

为了生成二维图像的 X、Y 方向和断层的编码，在采集过程中可通过改变频率进行方向编码。像素列从左到右形成，以便根据不同的频率编码对其进行区分。

在 y 方向上应用梯度来改变维度中的频率无法充分描述像素的每种颜色。因此部分梯度需要先产生相位变化，才能使傅里叶变换提供足够的数据对最终图像进行编码（称为相位编码）。在三维空间中，必须通过三个分离的梯度调用，并在扫描视野内旋转磁场，才能够获得多个投影。

对物体接收到的特定方向的回波信号进行傅里叶变换，可以有效地生成投影图像。通过物体的一维投影、二维傅里叶变换，以及傅里叶逆变换生成轴向图像。整个过程采用直接傅里叶变换重建技术（DFR）完成。

6.2.2 磁共振重建

磁共振重建技术是一种人们普遍接受的技术。磁共振成像仪设备的主要部件，如图 6.2 所示，包括驱动质子偏振的主磁体。

梯度线圈产生磁场线性变化，质子在病人体内以特定的频率进动。射频线圈产生振荡磁场，该磁场产生相位相干性信号，并由接收线圈接收信号。通过磁感应过程获得的自由感应衰减信号保留在病人身体扫描视野周围（如图 6.3 所示）。

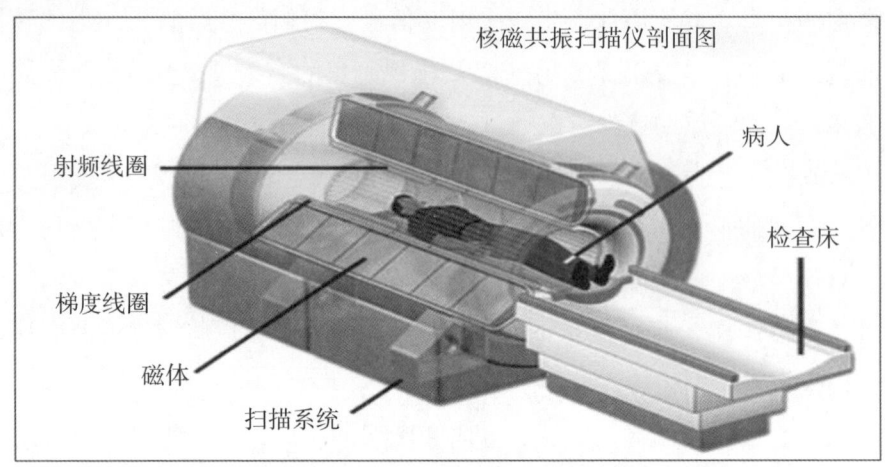

图 6.2 核磁共振成像扫描系统

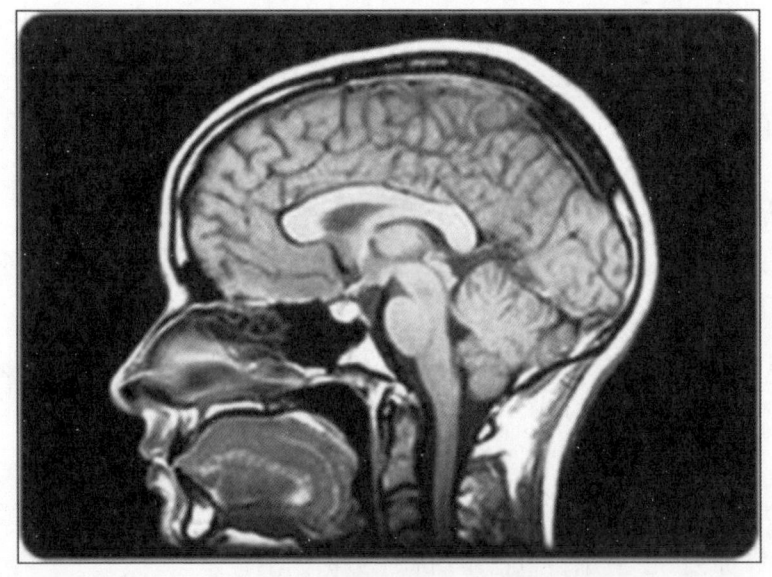

图 6.3 核磁共振成像中的大脑断层图像

6.2.3 优点

核磁共振不使用 X 射线，其本质上是无创的，其安全程度对人体而言是低风险的。磁共振成像不会产生由碘引起的过敏反应，因为应用于 X 线和 CT 扫描技术中的碘造影剂不适用于磁共振成像。

6.2.4 缺点

核磁共振技术使用磁场,因此在检查过程中不能出现对磁敏感的金属物品。佩戴起搏器和其他医疗设备(如人工膝关节)的人无法行磁共振检查。

6.2.5 应用

磁共振成像广泛应用于研究大脑病变区域,扫描腹部及骨盆区域。也可用于心血管、神经成像、肌肉骨骼和肝脏、胃肠道(GI)成像。

6.3 血管造影术

血管造影术是一种用于检查病变区域的组织、血管和管腔的技术。在检查过程中,将末端能注入造影剂的导管插入病人的体内,造影剂吸收 X 射线并显示血管内的图像。该技术广泛应用于冠心病的诊断。全世界有数百万人死于心脏疾病。血管狭窄会影响血液的携氧能力。血管造影术可用于很多方面,如脑血管、外周血管、神经血管、冠状动脉和荧光造影。

6.3.1 工作原理

冠状动脉疾病在全世界范围内是易引起死亡的主要心脏疾病。当为心脏供血的冠状动脉硬化、变窄时,会发生这种心脏病。它通常发生在脂质开始沉积于血管内壁时。随着时间的推移,脂质的沉积会增加;最终,管腔变窄,导致血液流量减少,心脏接收到的含氧血液减少。这会导致细菌感染和心脏病发作,对心肌造成永久性损伤。血管造影术的主要目的是显示冠状动脉、分支、侧支和异常现象,准确定位主要和次要分支中的血栓和钙化区域,并显示血管分叉、侧支的起始位置和特定的病变特征(长度、异常、钙化等)。

将吸收 X 射线的导丝插入病人的身体后,可使血管显影,而后在电视或显示器上获得图像,这种技术被称为数字图像减影技术。这种情况不会显示骨骼和其他组织的图像，只显示所需显像的血管（如图 6.4 所示）。

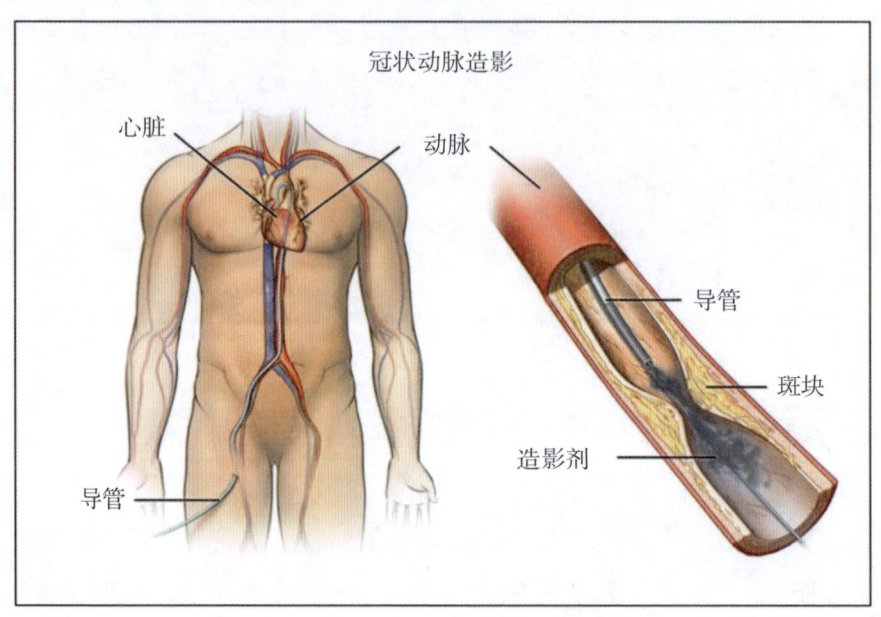

图 6.4　冠状动脉造影术

6.3.2　荧光血管造影

在这一过程中，向血管内注入特殊的荧光染料，它会吸收射线并显影，用于诊断患处的特定血管。一般来说，该技术用于眼睛血管受损的诊断（如图 6.5 所示）。

6.3.3　神经血管造影

该项技术通常用于对连通大脑的动脉血管和静脉血管进行分析和检查。它是利用计算机处理数字化的影像信息，以消除骨骼和其他组织影像，使神经血管在显视器上清晰显示的技术（如图 6.6 所示）。

6.3.4　外周血管造影

当病人因患有肾动脉狭窄而导致卒中的情况下可使用该技术，通过动脉造影检查和治疗腿部狭窄的血管（如图 6.7 所示）。

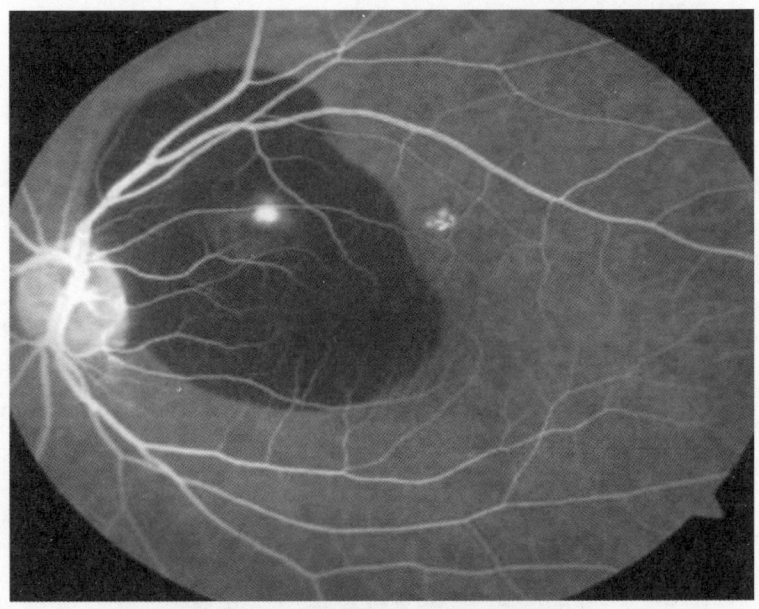

图 6.5　荧光血管造影显示眼部血管

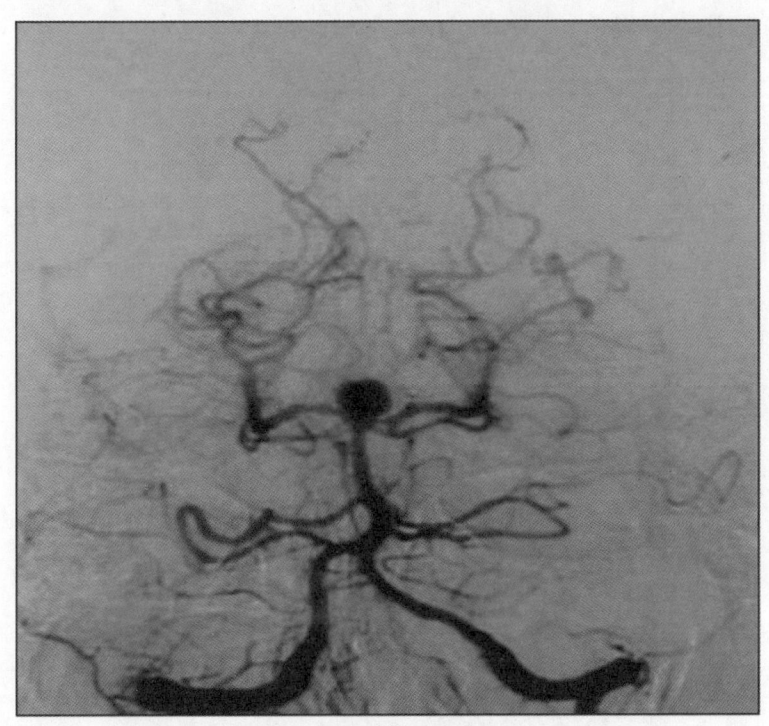

图 6.6　神经血管造影术

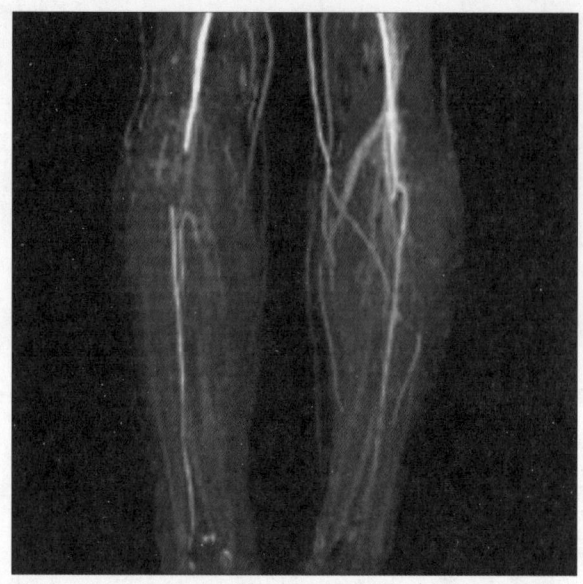

图 6.7 腿部外周血管造影时显示的血管

6.3.5 脑血管造影

由于卒中、癫痫和出血引起的脑血管损伤属于比较复杂的病例。血管造影也可用于辅助治疗涉及颈部和大脑血管的某些疾病[2],分析并检查患处的脑血管。它也使用了数字图像减影技术(如图 6.8 所示)。

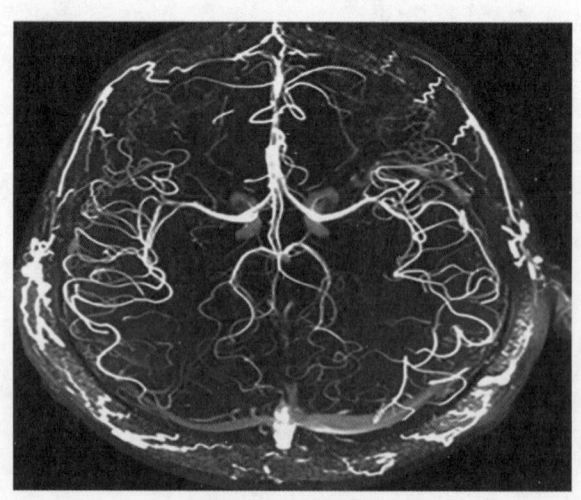

图 6.8 人脑内的脑血管造影术(图片来源:改编自图 3[2])

6.3.6 优点

血管造影比其他成像技术更精确、更易定位小血管。

6.3.7 缺点

在造影过程中,可能会出现并发症,包括肾功能衰竭、血管栓塞和血栓形成等。这个过程需要抽血化验。对于患有糖尿病和地中海贫血等不易止血的病人,该技术有所局限。

6.4 超声

超声波成像使用高频(1～10MHz)声波及其回波产生图像,实时显示器官的运动[1]。将高频波传输到扫描区域,并根据接收到的回波强度形成截面图像。超声成像技术采用了包络检测原理,因此它只能提供信息的强度。尽管存在部分缺点,但由于它能以低成本生成人体实时图像,因此在医学成像中得到了广泛的应用。超声波是非侵入性、非电离形式的,因此对患者而言风险较低(如图6.9所示)。

6.4.1 工作原理

医学超声成像的原理是发射高频声波(1～10MHz)并接收回波,以形成人体组织的实时图像。换能器探头利用压电(压力电)效应,产生并接收声波,这是由皮埃尔和雅克·居里在1880年发现的[9]。超声探头由锆钛酸铅(PZT)压电晶体组成,当压电晶体嵌入在两个电极之间时会产生1～5μs长的脉冲。当施加一个小的正弦电压时,晶体开始共振,在其表面产生的声波会向前、向后传播。一般来说,脉冲间隔为1ms,从而产生1000Hz频率的脉冲,相对于330m/s的纵波声速,超声脉冲以1540m/s的速度穿过软组织。由于超声晶体反射和检测到的波形不同,不同的身体组织会呈现出不同的声学特性。超声探头仅接收与发射约呈180°角的反射波,并形成超声图像。测量脉冲接收和传输之间的延迟可确定组织的深度。而图像的传播速度和亮度则由探头检测到的回波强度来决定。根据 A 型超声波(振幅)模式,可以通过声波的回声来确定图像的深度。其通常用于肝硬化、心肌梗死和眼部肿瘤的诊断。

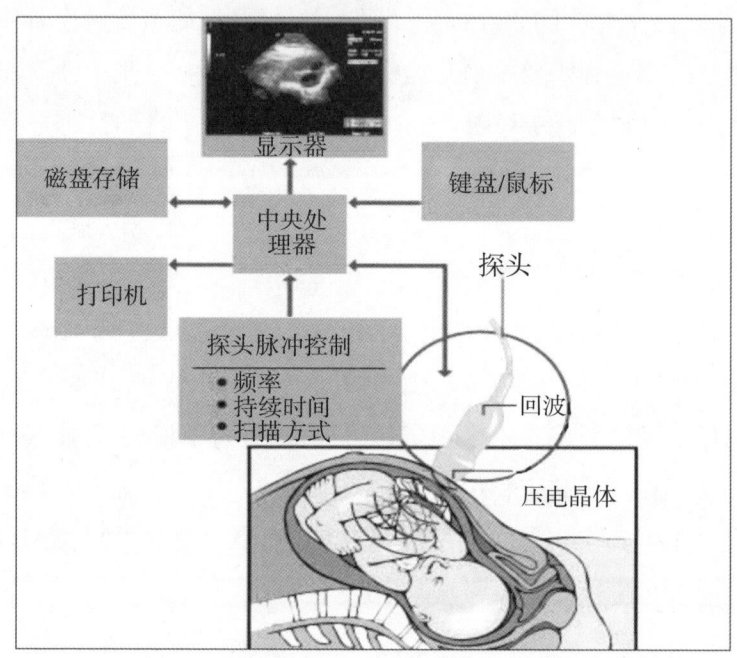

图 6.9 超声波成像系统

6.4.2 超声图像质量

图像质量取决于可检测的两个相邻组织所反射的不同信号,信号必须等于空间脉冲长度的一半。当使用波长越短时,纵向分辨率更好。一般来说,平行于超声波传播方向区分相邻组织的空间分辨率称为纵向分辨率。而横向分辨率区分的相邻组织与超声波传播方向呈 90°,它通过声束初始截面大小及衍射来测量。声束偏离量为 $\sin^{-1}(1.2\lambda/w)$,其中 w 是经衍射后探头声束的直径。随着旁瓣的增加,主声束的能量也随之降低,并导致伪像。反射信号的信噪比取决于超声脉冲的带宽和强度。所以超声波探头主要聚焦于组织上，以获得更好的图像。如果考虑到有小的不均匀散斑，信噪比会下降到 2.0。使用直径小于 10μm 的微气泡进入血管，可以增加组织的反射回声，从而增强图像的对比度。

此外，由于骨骼的衰减系数高，骨骼透声性最弱，在患者体内会产生混响，因此图像质量会受到骨骼的影响。骨骼和空气作为一个强大的反射器，会在图像中产生明亮的线状斑点。而存在较高衰减物质的"高反射器"时，也会出现声影。

6.4.3 二维扫描技术

二维扫描或 B 型亮度模式是一种较为常见的产生解剖图像的方法。在该方法中，超声探头在患者全身反复移动，通过校正衰减路径来获取最大的反射信号。光束从较亮的点上来回扫描，扫描光束每次扫描都会从一条垂直线产生一系列更亮的点。光束控制可以通过手动或电子方式控制压电晶体元件阵列来实现。当所有的回波都沿着特定的波束方向产生时，探头阵列元素中将引入延时信息，从而获得第二行数据（如图 6.10 所示）。

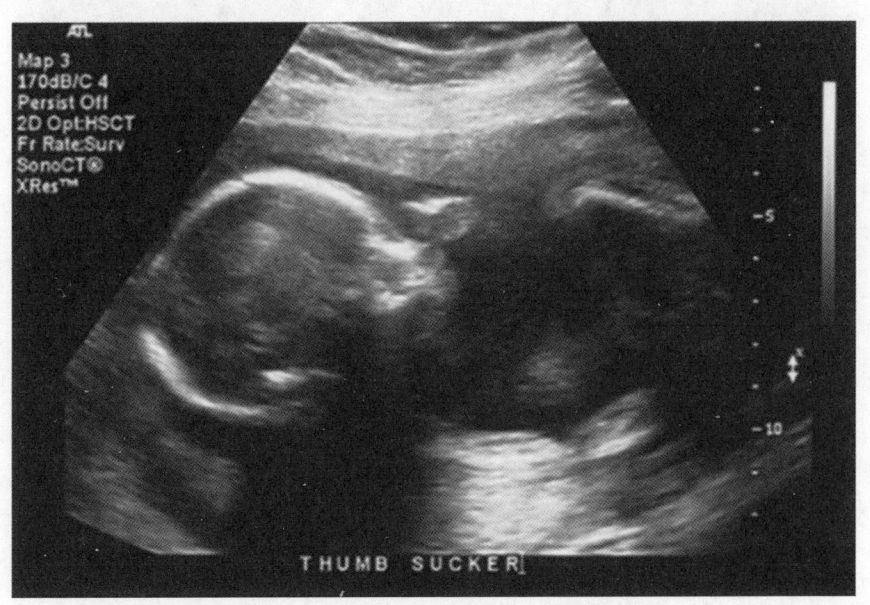

图 6.10　对胎儿的 B 型模式图像扫描

6.4.4 三维超声

三维超声成像通过使用附加的行压电晶体元件获得，这些晶体元件方向与 B 型模式扫描垂直。如果仅添加少量行，则扫描区域有限。若添加大量行，则会形成二维阵列，扫描波束则生成三维图像，可以用来检测肿瘤、检查胎儿和子宫畸形（如图 6.11 所示）。

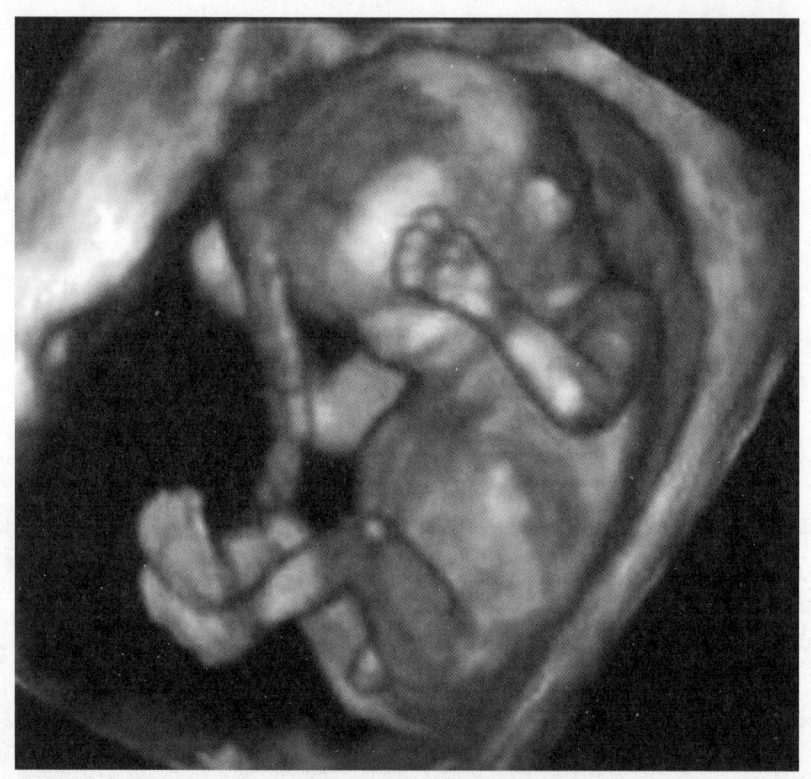

图 6.11　12 周胎儿的三维图像扫描

6.4.5 优点

病人检查时不会受到电离辐射，因而风险较低。该技术无需切口或缝合，不会造成出血，不需要麻醉。因此，整个过程无痛且舒适。它在进行软组织检查时成本更低、定位更精准。

6.4.6 缺点

超声成像需要技术熟练的专业人员来操作。在进行检查时，病人的肠道须充满水而非空气，这是因为空气会干扰反射，延长成像时间。另外，超声成像对骨的穿透性较差，因此还会产生阴影效应。

6.5 什么是多普勒成像？

医学多普勒成像技术基于多普勒效应，其工作原理是当声发射源和声接收器有相对运动时，声接收器接收到声波的频率与波源发出的频率并不相同。它用于测量动脉内的血流速度，主要用于诊断瓣膜狭窄、心排血量和动脉狭窄（如图 6.12 所示）。

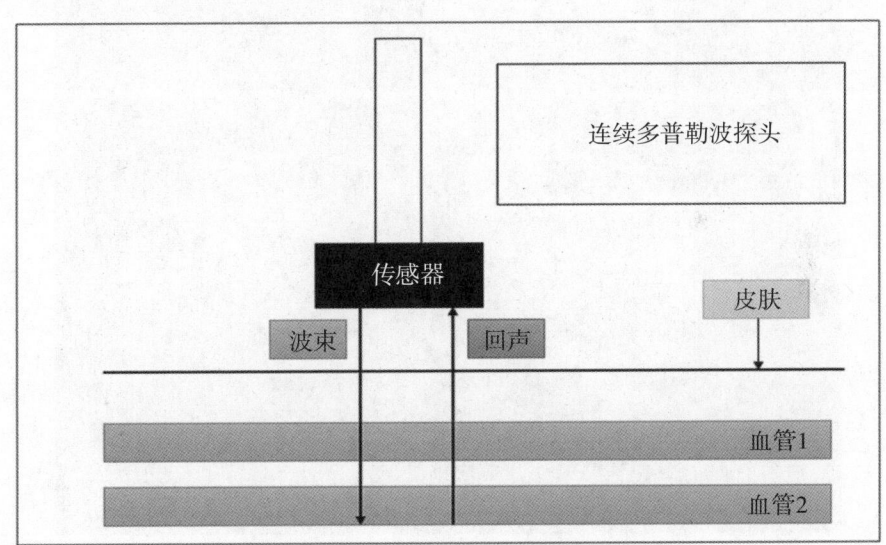

图 6.12　多普勒成像系统

6.5.1　工作原理

多普勒成像技术包含了用于发射和接收声波的两个晶体换能器。当红细胞向传感器移动时将由于其速度而接收到高频，此时传感器和红细胞都作为声源，信号向各个方向散射，反射后进行两次多普勒频移。这些差异可以作为直接的时间差来测量，而更常见的方法则是根据相移来测量"多普勒频率"[8]。

反射信号放大，并与发射信号和施加到频谱分析仪的差分信号混合，以确定多普勒频移。该角度由 B 型模式扫描确定。彩色血流成像可用于识别需要检查的血管，识别血流的存在和方向，以突出表达整幅彩色血流图像中的总体循环异常，并为速度测量提供波束/血管角度校正[3]。最常见的多普勒医学成像技术是 BART。当红细胞离开传感器方向运动时，它被标定为蓝色，而当它朝向传感器方向运动时，被标定为红色（如图 6.13 所示）。

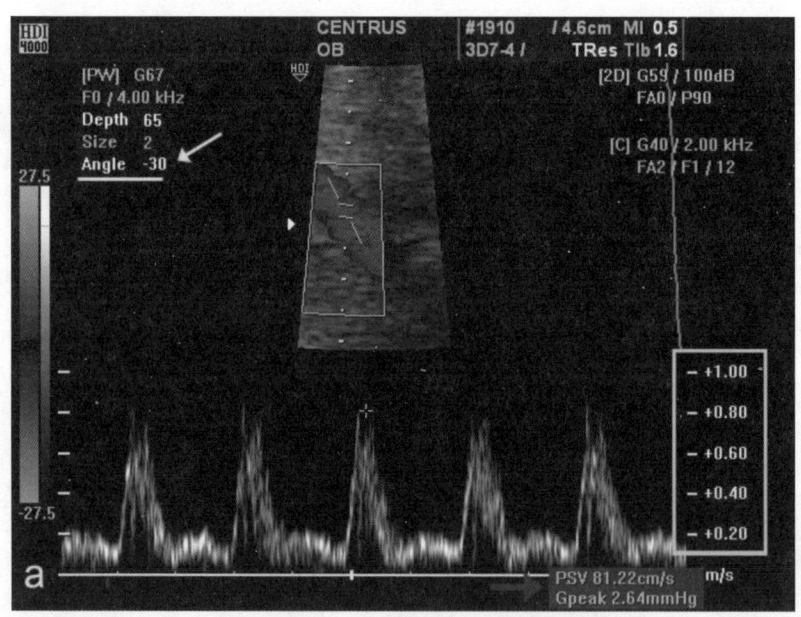

图 6.13 二维多普勒频谱图

6.5.2 优点

在多普勒成像技术中，病人检查时不会受到电离辐射，因而风险较低。采用该技术无需切口或缝合，不会造成出血，不需要麻醉。因此，整个治疗过程无出血、无痛且舒适。该技术成本较低，且能测量血液的速度。

6.5.3 缺点

粒子的速度、强反射和散射可能导致错误分析。由于液体部分速度可变，该技术需要专业影像科医生来进行操作。

6.6 乳腺 X 线检查

乳腺 X 线检查是一种使用低强度 X 线检测女性乳腺癌的技术。其主要目的在于早期发现癌变，以便进行化疗或手术。在此过程中，人体组织暴露在低能量辐射（17.5～19.6eV）下，以形成体内图像，然后检查图像是否有微钙化或任何类型的肿块。最常见也是最古老的成像方式是 X 射线。如今，已经形成了包括数字乳腺 X 线摄影、计算机辅助检测和 3D 乳腺 X 线摄影（断层合成）（如图 6.14 所示）在内的先进技术。

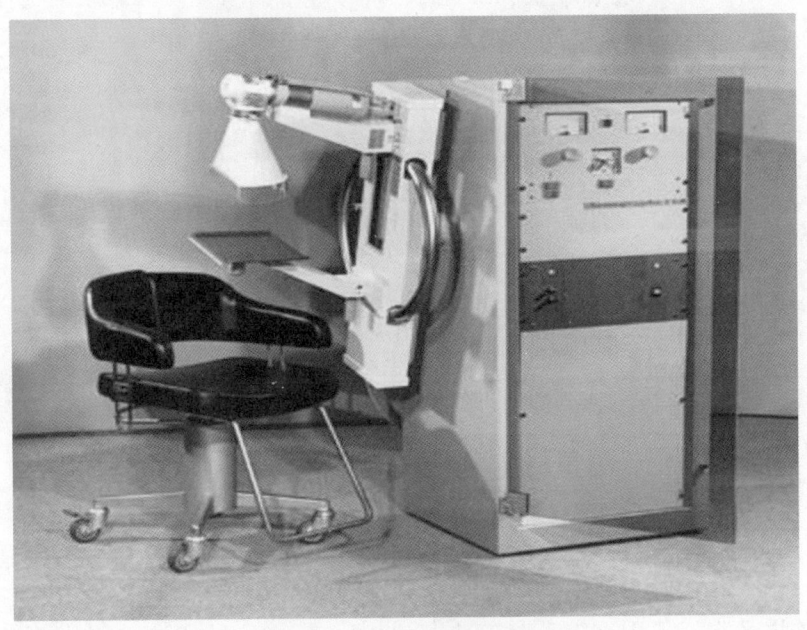

图 6.14 乳腺 X 线检查系统

6.6.1 数字乳腺 X 线摄影

数字乳腺 X 线照相术使用数字接收器代替传统的 X 射线胶片来接收电信号，然后在计算机屏幕上对这些信号进行分析，从而提供更好的分辨率和图像处理。计算机辅助检测（CAD）包括了图像处理中的分割，它通过乳腺成像定位可疑病灶，结合实验室检查，提高了诊断效率。数字化图像可以通过检查微钙化、肿块和组织密度来提示癌症的存在。

6.6.2 三维乳腺 X 线摄影

三维乳腺 X 线摄影技术从不同的角度产生并合成多个图像，从而形成三维图像。三维断层扫描首先生成一系列薄的解剖断层，继而形成三维结构的乳腺成像，它有助于更精确地研究扫描视野（如图 6.15 所示）。

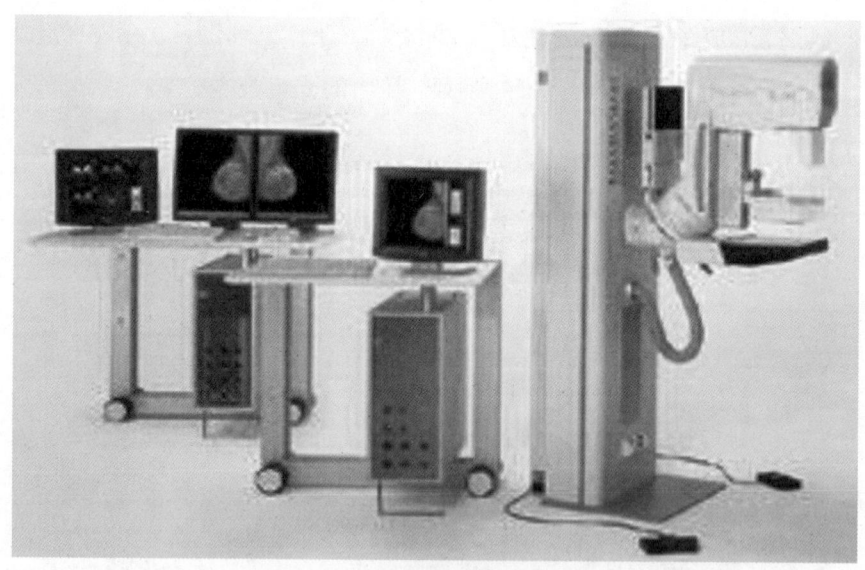

图 6.15　3D 乳腺 X 线摄影系统

6.6.3 优点

该技术降低了妇女因乳腺癌造成的死亡率。由于使用低强度的 X 射线，其风险较低。该技术无需切口或缝合，不会造成出血，不需要麻醉。早期发现乳腺癌可降低化疗过程产生副作用的风险。

6.6.4 缺点

该技术需要技术熟练的专业人员对检查区域进行操作。

6.7 腹腔镜检查

腹腔镜技术也被称为"锁孔"手术,该技术是在骨盆或腹部做一个小切口,使用一根长光电缆来观察病灶区域。腹腔镜由光源、摄像单元和监视单元三部分组成。光源通常是高强度的卤素灯或氙气灯。摄像单元由摄像机和可以将图像转换为电信号的电荷耦合设备组成。这些电信号经合成后在电视监视器中显示。该技术因可以提供实时图像而被广泛应用。此类手术失血量少,术后疼痛少,住院时间短,能尽早恢复正常活动,切口疝的风险也最小。

6.7.1 工作原理

腹腔镜手术通常在病人的身体上做一个小切口,并将光缆置入腹内。光缆末端嵌入一个高分辨率摄像机,可提供更广阔的病灶视野。光纤部分高强度的光由卤素灯或氙气灯提供。将腹部盆腔注入气体,以便更好地观察(如图 6.16 所示)。

手术中使用的气体为二氧化碳,因为它能够迅速被血液吸收。影像医生可以操纵光纤并向各个方向移动以获得全景视图。摄像机由一个电荷耦合装置组成,该装置将实时图像转换成电信号。这些电信号合成后,会在电视监视器中显示图像。影像保存是由录像机或 DVD 刻录机完成的。

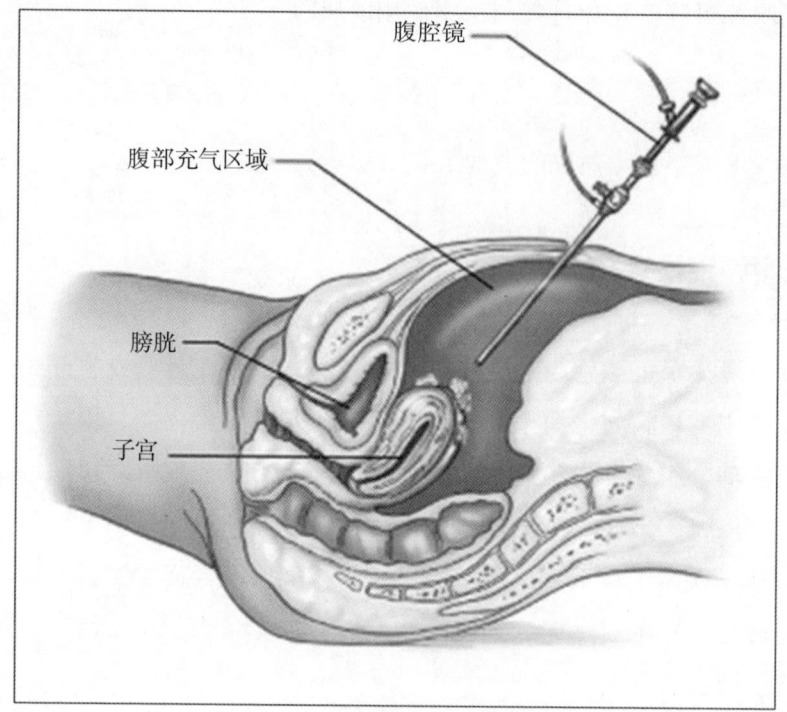

图 6.16 腹腔镜系统操作程序

6.7.2 优点

腹腔镜手术较舒适，疼痛小，小切口短时间就可以愈合，因此，病人可以很快恢复正常活动。腹腔镜手术有助于减少小切口出血的风险，失血量很小，因此输血的需要也显著减少。此外，在腹腔镜手术的帮助下，内脏器官暴露于污染中的风险也降低了。

6.7.3 缺点

该技术需要技术熟练的专业人员进行操作。在此过程中，也有可能出现并发症，这时就需要抽血化验。对于患有糖尿病和地中海贫血等不易止血的病人，该项技术存在一定的局限。

6.7.4 应用

该技术广泛应用于不孕症、急/慢性盆腔疼痛、异位妊娠和子宫内膜异位症的诊断,也适用于绝育、异位妊娠、子宫切除术和输卵管吻合术。

6.8 脑电图

脑电图是一种追踪大脑电活动记录的技术。在脑电图测试中,将形似杯状或盘状的小电极放置在头皮上,记录从系统电流到大脑神经元的电压波动。使用脑电图监测时,会在人头皮上放置多个电极,用来测量并绘制电压波动,以测量给定时间内大脑的电活动。传感器接收到大脑的电信号,并将其发送到脑电图(EEG)的机器上。

脑电图在电脑屏幕或纸上记录信号,它主要用于诊断和监测癫痫发生情况,还可以用于研究其他疾病,如脑炎、痴呆、头部损伤、脑肿瘤、脑出血和局灶性脑疾病。它具有硬件成本低、时间分辨率高等优点,是毫秒级而非秒级。无创脑电图是无声的,这使得我们可以更好地研究大脑对听觉刺激的反应(如图 6.17 所示)。

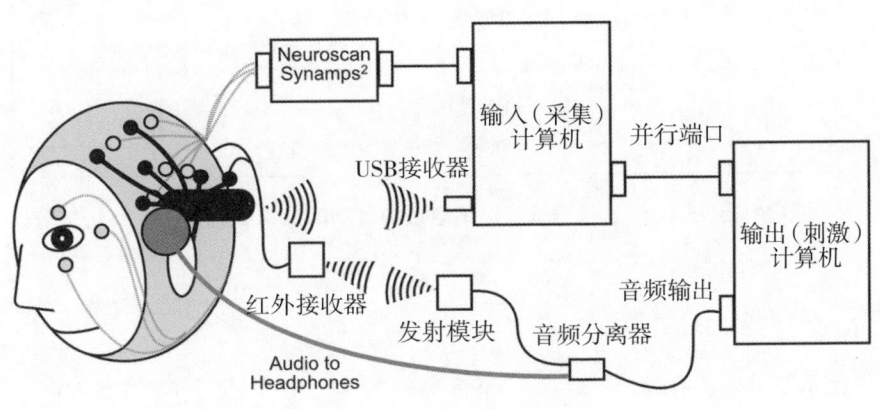

图 6.17 脑电图系统程序[4]

6.8.1 工作原理

在脑电图检查时,电极被放置于由数百万个神经元组成的大脑外的头皮上。神经元不断地交换离子,这些离子具有容积传导特性,即具有相同电荷的离子相互推动,当离子波到达电极时形成波,因此,电子很容易吸引或排斥电子。对作用电压和修复电压的差值进行测量和绘制,并将每对电极中的一个输入连接到差分放大器,另一个连接到参考电极。差分放大器是有源电极和公共电极之间的电压差。放大后的信号通过抗混叠滤波器,再通过模数转换器转换为数字信号,绘制在显示器上。脑电图在电脑屏幕或纸上记录信号。脑电图可用于许多神经障碍和疾病的脑功能的准确评估[5](如图 6.18 所示)。

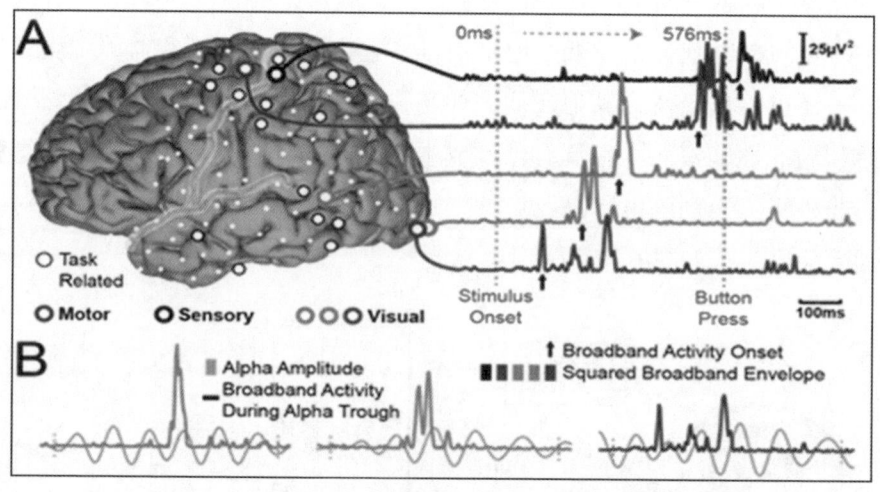

图 6.18　根据脑部网络电活动绘制的二维脑电图

6.8.2 优点

这是一种无创操作,对病人而言风险较低。在测量大脑活动方面,它具有非常精确、价廉、快速和准确的特点。该技术无需切口或缝合,不会造成出血,不需要麻醉。因此,整个过程是无痛且舒适的。

6.8.3 缺点

它需要技术熟练的专业人员进行操作。它的空间分辨率较差且不够精确。

6.8.4 应用

脑电图最常用于诊断癫痫、睡眠障碍、麻醉深度、昏迷、脑病、脑肿瘤、脑死亡和其他局灶性脑疾病。

6.9 小结

数字图像处理和信号图像处理已成为生物医学诊断过程的一个组成部分，因为它可以对任何类型的症状或疾病进行准确诊断，以便医生进行正确的治疗。此外，数字图像处理和信号图像处理减少了在诊断上花费的时间、成本，并降低了生命风险。总的来说，这种现代化的数字图像处理和信号图像处理对医生和生物医学工程师，以及经受痛苦的病人来讲，都颇有益处。

关键词

- 血管造影
- 多普勒成像
- 脑电图
- 腹腔镜检查
- 磁共振成像
- 乳腺 X 线检查
- 超声

参考文献

1. Dougherty G., (2009). Frontmatter. In: *Digital Image Processing for Medical Applications* (pp. i–iv). Cambridge: Cambridge University Press.
2. Koroshetz, et al., (2018). *Magnetic Resonance Angiography Highlighting the Vasculature in the Human Brain in High Resolution, Without the Use of Any Contrast Agent, on a 7T MRI Scanner*. Courtesy of Plimeni & Wald (MGH). [Note: Here's a great summary on If, How, and When fMRI goes clinical, by Dr. Peter Bandettini.].
3. Evans, D. H., McDicken, W. N., Skidmore, R., & Woodcock, J. P., (1989). *Doppler Ultrasound: Physics, Instrumentation, and Clinical Applications*. Chichester: Wiley.
4. Badcock, N. A., Preece, K. A., De Wit, B., Glenn, K., Fieder, N., Thie, J., & McArthur, G., (2015). Validation of the emotive EPOC EEG system for research quality auditory event-related potentials in children. *Peer J., 3*, e907. https://doi.org/10.7717/peerj.907 (accessed on 29 July 2020).
5. Schalk, G., Marple, J., Knight, R. T., & Coon, W. G., (2017). Instantaneous voltage as an alternative to power and phase-based interpretation of oscillatory brain activity. *NeuroImage, 157*, 545–554. ISSN: 1053-8119.
6. Schalk, G., (2015). A general framework for dynamic cortical function: The function-through-biased oscillations (FBO) hypothesis. *Front Hum. Neurosci., 9*, 352. doi: 10.3389/funhum.2015.00352. eCollection 2015.
7. Craig, F., (2001). *How Ultrasound Works*. HowStuffWorks.com. https://science.howstuffworks.com/ultrasound.htm (accessed on 29 July 2020).
8. Powis, R. L., & Schwartz, R. D., (1991). *Practical Doppler Ultrasound for the Clinician*. Williams and Wilkins.
9. Freudenrich, C., (2001). How ultrasound works. *How Stuff Works*. January 22, 2001.

第七章

无线电子药丸在生物医学应用中的可行性分析

AJAY SHARMA[1] and HANUMAN PRASAD SHUKLA[2]

[1]*Associate Professor, Department of Electronics and Communication Engineering, United College of Engineering and Research, Naini, Prayagraj, Uttar Pradesh–211010, India, E-mail: ajaysharma.ucer@gmail.com*

[2]*Professor, Department of Electronics and Communication Engineering, United College of Engineering and Research, Naini, Prayagraj, Uttar Pradesh–211010, India, E-mail: hpshukla@united.ac.in*

摘要

每当我们探讨人体的内部结构或是与内窥镜检查、测量等与人体内部参数有关的问题时，我们总是用近似值来代替确切值。出于担心，我们不愿将任何微型印刷电路板或微型数码设备放入人体。这是由于在进行此类实验或测试时，我们会将健康、幸福和安全等诸多因素放在首位。如今，随着科学技术的不断进步，这已然成为可能——通过电子药丸探查人体内部正日益流行，并广泛应用于人体内部参数的测量。它能使用无线通信技术与基站进行通信，甚至可以从255kHz开始低载波调制。整个电子药丸系统由一个执行器、若干用于收发器的电子电路、一枚电池和若干个用于测量温度、肠液pH值和血氧饱和度的传感器组成，各组成部分封装成一体，形

生物电子学在医疗器械领域的应用

> 成一个约 25mm×12mm 的胶囊。当它被触发时，便可以将药物输送到胃肠道内，以此来完成精确给药。本章还将探讨应如何改进电子药丸以提升其性能，使其进行更有效的监测。

7.1 引言

通过研究电子药丸的最新发展，我们会发现当前通信技术的精密度和准确度还需要提升到新层级，并实现更大范围的全双工通信，才能塑造系统性的集成电子药丸。图 7.1 展示了一种已用于生物医学领域的电子药丸模型。该模型清楚地展示了电子药丸的各个部分，它们可以收集和整理人体内部的各种数据和参数，用于进一步诊疗。为了测量人体内部器官的各种参数，电子药丸小型化至关重要，但是当我们在电子药丸中使用高分辨率相机来记录所有数据，并捕捉胃肠道内部的所有图片时，电子药丸获取的数据将十分庞大，这时就需要一个较大的存储器，但这又增大了电子药丸的尺寸。当前，电子药丸通常在一个叫做"医疗种植体通信服务（MICS）"的窄频带内工作，其工作频率在 300kHz 以上，传输范围在 1m 以上，其传输范围取决于通信系统的类型和质量。

1957 年，Mackay 研发出了第一颗单晶体管的无线电子胶囊；1972 年，首个 pH 传感器胶囊问世。此后，电子药丸领域的研发得到了进一步加强和拓展。

电子药丸的成功研制对胃肠病患者来说是巨大的福音，其目标是消除胃肠病患者在长时间内窥镜检查过程中的痛苦。为了解决上述问题，世界各地的科学家正在寻求研发电子药丸的可能性。

电子药丸的研究进展可以按时间顺序排列。1972 年后的近 30 年里，研究人员相继研究出了多种电子药丸的模型：2002 年，"Pack"设计出一种相机传感器只有 510×492 像素的电子药丸，其工作频率为 315MHz。

两年后的 2004 年,"Voldastri"提出了一种使用常规的 3V 纽扣电池的多通道分辨率技术的电子药丸,其基本频率为 433MHz,数据传输速率为 13kbps。仅仅两年后,Johanness 使用开关键控方法,设计出一种传输频率相同而数据传输速率略低于 4kbps 的电子药丸。上述研究者都曾提出过一些非常有效的设想,但仍未完全实现成熟的电子药丸技术。因此,仍然需要一种能在较高传输范围内工作,且具有更高分辨率相机的智能电子药丸来提升记录的准确性。

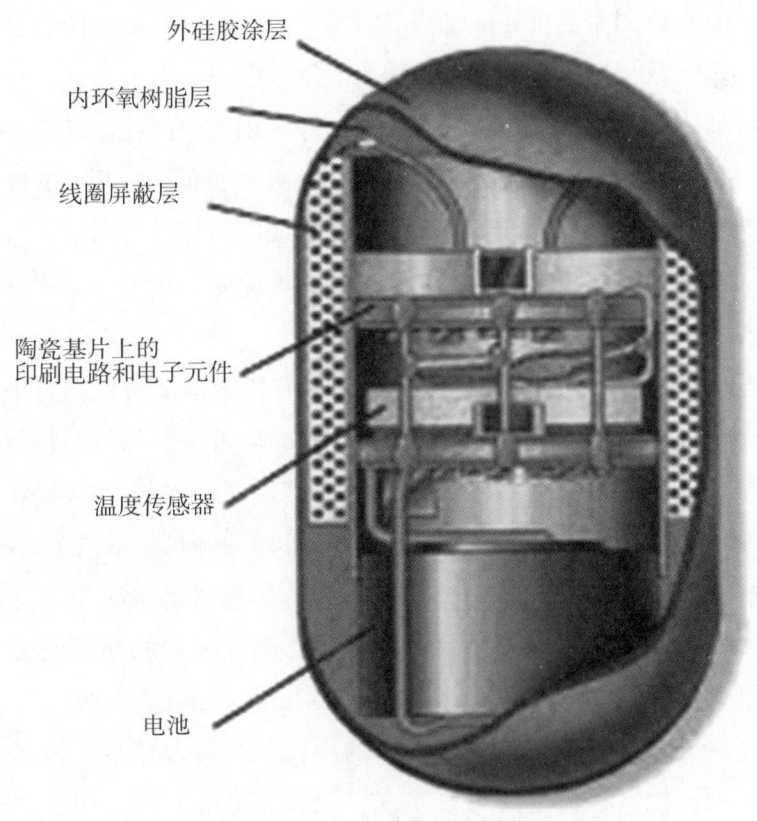

图 7.1　电子药丸的模型

7.2 电子药丸中使用的技术

为了更好地对患者的胃肠道数据进行安全的测量和记录，科学家在电子药丸领域进行了诸多研究，也取得了不小的进步。这类研究始于1954年左右，从那时起，无线药丸技术取得了飞速发展，它们被冠以各种名字，如智能胶囊、胶囊内窥镜、无线药丸、智能药丸、电子药片等。早期的电子药丸研制较为浅显，进展也较为缓慢[1,6]。这类方法采用哈特利和科尔皮特振荡器之间的拓扑结构将信号从人体内部发送到外部设备，虽然易于操作，且可以测量温度、pH值和压力[8,9]，但由于其使用的电子元件和电池较大，导致早期电子药丸体积偏大。由于电子药丸需进入体内，且药丸周围介质十分复杂，其与体外无线通信较为困难，因此早期电子药丸的无线通信研究仅限于低频传输（UHF-433ISM或更低）[10-16]。低频传输在某些情况下确实有效，它可以准确地按照预期同外界进行通信，且具有相当大的灵活性。但低频传输唯一的缺点是其电路中使用的电子元件（电容、电感等）体积较大，难以实现电路集成。

从表7.1中可以清楚地看出，尚未有科学家试图使用高于433MHz的频率来完成电子药丸与外界的通信，这意味着他们都试图将信号从低载波频率保持到超高频频带。虽然商业界已广泛使用较大频率来完成人体内部重要参数的无线传输，但由于通信组件的硬件模块在频率较高时会释放出大量辐射波及热量，在使用较高的频率通讯时必须异常小心。正如文献[17]中给出的例子所示，此类电子药丸使用的原型符合无线个域网标准，其设计简单，体积为$25mm \times 14mm \times 7mm$。此外，为了避免电子药丸同外界的通信遭到其他频带的干扰，其传输频带应该是预先分配且唯一的，但这在目前还难以实现，除非能将电子药丸缩小到最大尺寸为$30mm \times 7mm \times 7mm$的胶囊中。

表 7.1 全球电子药丸最新研究成果

图像分辨率	图像传感器	频率	传输速度	调制	转换源	实际尺寸	供应电源	电流功率	参考文献
640×480 像素	MT9V013（VGA）	144MHz	2Mbps	FSK	−18dBs	未完成	3V 纽扣电池	NA（2mW）	[14]
307×200 像素	VGA0–2fps	433MHz	267kbps	FSK	NA	11.3×26.7 Mm×mm	2×1.5V 氧化银	8mA（24mW）	[10]
510×480 像素	PO1200 CMOS	NA	NA	AM	High	10×190 Mm×mm	3V 无线系统	125mW	[13]
768×494 像素	CCD ICX228AL	UHF	250kbps	-	NA	20×100 Mm×mm	锂电池	-	[16]
510×492 像素	OV7910 CMOS	315MHz	NA	AM	NA	10×7Mm×mm	5V	NA	[15]
pH 和温度	pH 和温度	433MHz	4kbps	OOK	NA, 1m	12×36mm, 8g	2×1.5V SR48Ag$_2$O	15.5mW	[11]
多通道	传感器	433MHz	13kbps	ASK	5.6mW, 5m	11.3×26.7×19mm^3	3V 纽扣电池	-	[12]
pH、温度、血氧	传感器	100kHz	-	FM	-	-	-	-	[1]

151

下一节将探讨电子药丸的实用性和作者自行设计的电子药丸模型，并详细介绍电子药丸的工作方法及基本操作。

7.3 电子药丸的无线遥测技术及实用性分析

众所周知，电子药丸小型化至关重要，因此科学家提出了诸多不同类型的小型化电子药丸设计方法。图 7.2 展示了一种用于无线监测患者身体内部参数的设备，从图中可以看出，该电子药丸必须由患者口服吞下，然后通过无线网络和内部元件追踪其在消化道的运动路径，并将数据发射出来。由图 7.2 可知，电子药丸可以非常接近人体的重要器官（如肝脏、胃和小肠等），它还可以按照我们的要求和目标，获取人体内几乎所有重要部位的确切温度和 pH 值。但我们应该认识到，目前的通信系统仍无法达到市场标准，其通信范围小于 1m，亟待改进。此外，该电子药丸还携带高分辨率数码相机来捕捉实时图像，可将各种数据持续发送到接收端并记录，这样，我们可以及时了解小肠内的任何伤口或出血部位等疾病，以便及时处理病人出现的紧急状况[19]。此外，研究人员还提出了一种直径约 5mm，呈圆柱形胶囊结构的小型可充电锂电池电子药丸[20]，从那时起，这个模型就开始流行。

图 7.3 则展示了电子药丸的给药模型。如图所示，药丸前端有一个药物储室，当其到达特定的位置后便会触发致动器，激活液体泵，并释放药物。电子药丸旨在建立一个从外部到人体内部的全双工通信通道，并通过温度传感器记录温度，利用化学传感器记录 pH 值。当前的智能药丸中就有这类给药方式，从图 7.3 中我们可以清楚地看到药丸中的药物储室、给药孔，并能驱动特定的胶囊按需给药。

文献 [13] 设计了一种略显复杂的机器人内窥镜给药装置，它能够利用电磁（EM）耦合传输能量。尽管与其他智能设备相比，它较为笨重，但鉴于它能够执行胃肠道（GI）精确给药等额外功能，这个缺点尚可接受。此外，一项最近的研究提出了一种使用 2Mbps 基本数据速率的模型来提升图像分

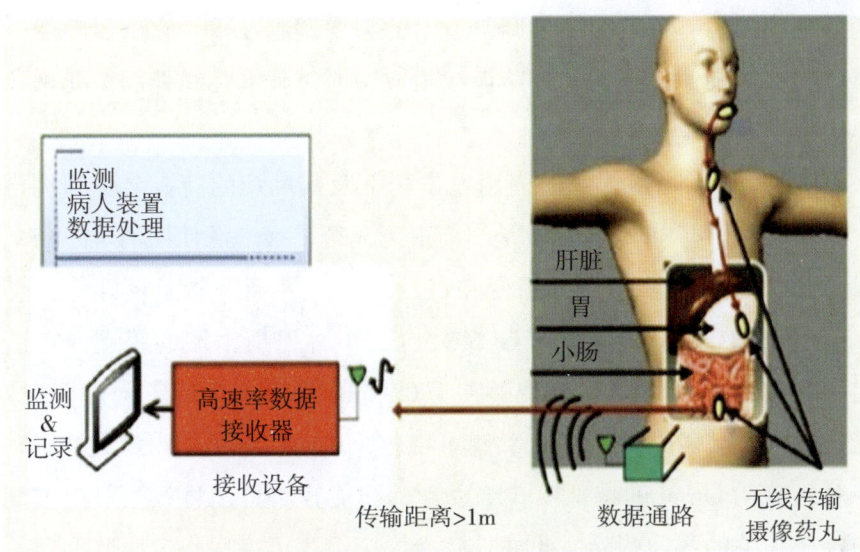

图 7.2 无线遥测设备分布

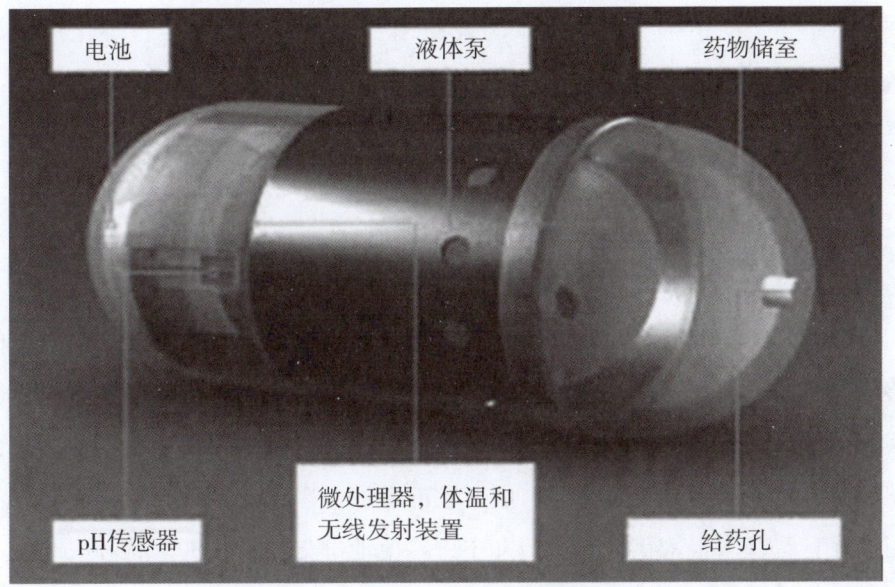

图 7.3 电子药丸给药模型

辨率[14]，并使用 JPEG 等图片压缩技术将图像分辨率提升到 15～20 帧 / 秒。但该设备的通信频率为 144MHz，比大多数设备使用的频率都要低，因此需要使用更大的天线发射信号，这又将增加电子药丸的尺寸。Park 等人[15]

则巧妙地提出了一种使用简易调幅技术的频率调制技术，它由混频器、振荡器、CMOS 图像传感器和环路天线组成，通过外部无线控制单元来控制人体内部的无线胶囊。

表 7.2 列出了当前常用的商用电子药丸及其确切的商业名称和规格。其中 Pillcam 公司产的 PillCam 是当前最为流行、最广泛使用的电子药丸，它可以用于诊断克罗恩病、癌变和良性肿瘤、乳糜泻、溃疡性结肠炎、Barrett 食管和胃肠道反流病（GERD）[4]。奥林巴斯生产的胶囊内窥镜商用名为 Endocapsule 10，因其能够在 160° 广角视野下拍摄高分辨率图像，并能比其他产品多提供 10% 的黏膜可视化，从而广泛用于内窥镜检查。它由一种被称为 Omni 的特殊模式组成，其智能算法可以将数据集中重复的和与临床无关的图像删除。此外，胶囊内窥镜还可以用作健康监测器，当它与自动记录仪连接时，便可以根据视觉症状和信号，提出应对疾病的相关建议。表 7.2 中第三行的电子药丸商用名为 Norika，它是世界上最负盛名的无电池智能药丸/微胶囊之一。Norika 系统的微胶囊完全由体外无线供电，从而降低了有毒物质泄漏或溶解的风险。它由外部无线供电的高质量图像捕获 CCD 传感器和最大功率的数字信号处理器组成，后者与内部电路分离，置于体外。该胶囊采用三极电机理论与频闪光效应相结合的旋转结构，便于进行细致的检查。

最近，SmartPill 公司研制了 SmartPill 运动测试系统。这种特殊的药丸能够测量其通过人体消化道时的压力、pH 值、传输时间和温度，它甚至可以将疾病定位到消化道的特定区域。该药丸可以在几分钟内得出整个肠道的剖面图，其测量的准确性无可比拟。由于它能够测量多项参数，大量传感器的使用会让它看起来很笨重，但从药丸中去除电池部分会使它的形状和大小缩小到与其他产品几乎相同。除了这四款在售的电子药丸外，市场上还有一些新的电子药丸正努力提升它们的市场地位，还有少部分致力于提升电子药丸无线通信距离的产品处于测试阶段。总的来说，仔细分析上述四种电子药丸可知，PillCam 公司（已被生物医学领域巨头美敦力收购）产的 PillcamSB 是目前市面上最易购得且性价比最高的药丸，其次是 EndoCapsule。

表 7.2　不同公司不同型号的电子药丸对比

型号	公司	相机（传感器）	频率（MHz）	传输速度	能量来源	实际尺寸	图像速度和分辨率
PillCam（SB）	基文影像	微米金属半导体	402～105 和 433	800kbps	电池	11×26Mm×mm <4gr	14 帧/秒 或 2600 像素
EndoCapsule	奥林巴斯	CCD 相机，1920×1080	-	-	电池	11×26Mm×mm	2 帧/秒
Norika	射频系统实验室	CCD 图像传感器	-	-	无线电源	9×23Mm×mm	NA
SmartPill	智能药丸公司	酸度（pH）、压力、温度	-	-	电池	13×26Mm×mm	传感器获得分散数据

7.4 小结

电子药丸的研制需要付出大量的工作和努力，因为我们希望将其通信距离增加到 3m 以上，所以需要为其加入一个高端的收发器系统。此外，我们还须更加关注其安全问题，这样由此产生的辐射就不会对病人产生不利影响。当前有大量的研究和实验都在致力于使其成为一个安全、无误的药丸模型。在给药或测量完成后，电子药丸如何从人体取出便成为一个问题。迄今为止仅有两种取出电子药丸的方法，一是随肠道运动自然排出；另一种是在电子药丸上系一根细塑料线，待给药或检查完成后可以轻轻将其拉回，但这可能对消化道内壁造成一些细微的内部划痕。因此，在不久的将来，我们期待全自动或自动导引滑动电子药丸的诞生。

关键词

- 调幅
- 数字信号处理器
- 给药
- 电子药丸
- 胃肠反流疾病
- 可植入式

参考文献

1. Mackay, R. S., (1975). Endpradiossonde. *Nature, 175*.
2. Meron, G., (2000). The development of the swallowable video capsule (M2A). *Gastrointestinal Endoscopy, 6*, 817–819.
3. Meng, M. Q. H., et al., (2004). Wireless robotic capsule endoscopy: State-of-the-art and challenges. In: *The 5th World Congress on Intelligent Control and Automation* (Vol. 6, pp. 5561–5565).

4. Medtronic, (2009). https://www.medtronic.com/covidien/en-us/products/capsule-endoscopy.html (accessed on 29 July 2020).
5. Bradley, P., (2006). An ultra-low-power, high-performance medical implant communication system (MICS) transceiver for implantable devices. In: *The IEEE Biomed. Circuits and Systems Conference* (pp. 158–161).
6. Nagumo, J., et al., (1962). Echo capsule for medical use. *IRE Transaction on Bio-Medical Electronics, 9*, 195–199.
7. McCaffrey, C., et al., (2008). Swallowable-capsule technology. *Pervasive Computing*.
8. Zworykin, V. K., (1957). Radio pill. *Nature, 179*, 898.
9. Mackay, R. S., & Jacobson, B., (1961). Radio telemetering from within the human body. *Science, 134*, 1196–1202.
10. Chen, X., et al., (2009). A wireless capsule endoscope system with low-power controlling and processing ASIC. *IEEE Transactions on Biomedical Circuits and Systems, 3*.
11. Johannessen, E. A., et al., (2006). Biocompatibility of a lab-on-a-pill sensor in artificial gastrointestinal environments. *IEEE Trans. Biomed. Eng., 53*, 2333.
12. Valdastri, P., Menciassi, A., Arena, A., Caccamo, C., & Dario, P., (2004). An implantable telemetry platform system for *in vivo* monitoring of physiological parameters. *IEEE Trans. Inform. Technol. Biomed., 8*, 271.
13. Wang, K., Yan, G., Jiang, P., & Ye, D., (2008). A wireless robotic endoscope for gastro intestine. *IEEE Trans. Robotics, 24*, 206–210.
14. Thone, J., Radiom, S., Turgis, D., Carta, R., Gielen, G., & Puers, R., (2008). Design of a 2 Mbps FSK near-field transmitter for wireless capsule endoscopy. *Sensors and Actuators A: Physical*.
15. Park, H. J., et al., (2002). Design of bi-directional and multi-channel miniaturized telemetry module for wireless endoscopy. In: *Proc. 2nd Int. IEEE-EMBS Conf. Micro Technologies in Medicine and Biology* (pp. 273–276).
16. Kfouri, M., et al., (2008). Toward a miniaturized wireless fluorescence-based diagnostic imaging system. *IEEE J. Selected Topics in Quantum Electronics, 14*.
17. Valdastri, P., Menciassi, A., & Dario, P., (2008). Transmission power requirements for novel Zig Bee implants in the gastrointestinal tract. *IEEE Trans. Biomedical Engineering, 55*.
18. Shin, S. Y., Park, H. S., & Kwon, W. H., (2007). Mutual interference analysis of IEEE 802.15.4 and IEEE 802.11b. *Computer Networks, 51*, 3338–3353.
19. VD6725, (2009). *ST Microelectronics*, http://www.st.com/stonline/products/literature/bd/14370.pdf (accessed on 29 July 2020).
20. Small Battery, (2009). http://www.smallbattery.company.org.uk/hearing_aid_batteries.htm (accessed on 29 July 2020).
21. Jungles, S. L., (2005). Wireless capsule endoscopy a diagnostic tool for early Crohn's disease. *US Gastroenterology Review*.
22. Kim, C., Lehmann, T., Nooshabadi, S., & Nervat, I., (2007). An ultra-wideband transceiver architecture for wireless endoscopes. *International Symp. Communication and Information Tech.*, 1252–1257.
23. Dissanayake, T., Yuce, M. R., & Ho, C. K., (2009). Design and evaluation of a compact antenna for implant-to-air UWB communication. *IEEE Antennas and Wireless Prop. Letters, 8*, 153–156.

24. Aydin, N., Arslan, T., & Cumming, D. R. S., (2005). Design and implementation of a spread spectrum based communication system for an ingestible capsule. *IEEE Trans. Information Technology in Biomedicine, 9*.
25. Murtadha, A., Mehdi, J., & Richard, P. M., (2018). Review of medication adherence monitoring technologies. *Applied System Innovation*. MDPI.

第八章

小型圆极化单极子天线在生物医学中的应用

SACHIN KUMAR,[1,2] SHOBHIT SAXENA,[3] GARIMA SRIVASTAVA,[4] SANDEEP KUMAR PALANISWAMY,[2] THIPPARAJU RAMA RAO,[2] and BINOD KUMAR KANAUJIA[5]

[1] School of Electronics Engineering, Kyungpook National University, Daegu–41566, Republic of Korea, E-mail: gupta.sachin0708@gmail.com

[2] Department of Electronics and Communication Engineering, SRM Institute of Science and Technology, Chennai–603203, India

[3] Department of Electronics Engineering, Indian Institute of Technology (Indian School of Mines), Dhanbad–826004, India

[4] Department of Electronics and Communication Engineering, Ambedkar Institute of Advanced Communication Technologies and Research, Delhi–110031, India

[5] School of Computational and Integrative Sciences, Jawaharlal Nehru University, New Delhi–110067, India

摘要

本章设计了一种具有圆极化和陷波特性的新型小型天线。天线由一个不规则六边形和 50Ω 微带馈电线组成。为了避免可用频带之间的干扰，本单极子天线的入射回波损耗 S_{11} 设置为 $\geq -10dB$，其频带范围在 3.45～5GHz 和 6.6～10.68GHz 之间，陷波带范围在

5～6.6GHz 之间，它能在以 3.5GHz 为中心的频率范围内产生一个 200MHz 圆极化轴比带宽。该天线的尺寸为 $25\times25\times1.6mm^3$，制造简单，可以轻易地嵌入到 FR-4 为基板的小型手持设备上，该天线实验结果与仿真结果一致。

8.1 引言

当前，平面单极子天线因其外形小巧、成本低廉、体积小、制造简单、功耗小、数据传输速度快等优点而备受青睐。普通微带天线的主要缺点是带宽窄，采用单极子结构可以提高带宽。经文献研究发现，近年来，学者们提出了使用正方形、矩形、圆形、椭圆形、梯形、环形、六角形等形状来提高天线带宽[1,2]，并在辐射贴片、表面贴片上做出圆形、矩形、六边形、U 形、L 形等形状的槽或缝来提高单极子天线的谐振带宽[3-5]。然而，单极子天线的带宽增加导致了不同可用频带间的干扰。对此，可通过设计带缝隙的单极子天线来解决该问题。研究者提出了一些带抑制特性的技术，例如，在贴片上增加一个插槽[6]，在贴片和表面增加狭缝[7]，在贴片上增加凸起[8]、导体背衬平面[9] 和开口谐振环（SRR）[10] 等。另外，还有一些不常用的方法，例如，利用寄生元件天线、缺陷接地结构（DGSs）、电磁带隙结构天线（EBG）、集成陷波滤波器天线和表面频率选择天线（FSS）等[11-13]。

近年来，圆极化天线已广泛应用于诸如 WLAN、WiMAX、GPS、卫星通信和能源收集装置等便携式电子设备。传统的贴片天线是以线极化方式来发射无线电波的，因此它容易出现收发器错位的问题。为了产生圆极化波，需要同时激发两个振幅近似相等的 90° 的相变，因此单/双馈天线常用来产生圆极化波。单馈天线是指扰动发射元件能在特定的位置激发一对呈 90° 正交相移的天线，双馈天线则需要在单馈天线的基础上增加额外

第八章 / 小型圆极化单极子天线在生物医学中的应用

的馈电元件来获得更大的轴比带宽，这增加了双馈天线的几何复杂度。在过去的几十年里，科学家提出了数种单/双馈电的天线装置对其改进[14-16]。例如，文献[17]提出了一种不对称的接地共面波导馈电平面（CPW）天线；文献[18]则设计了一种几何形状简单、臂长不对称的天线；此外，还可参见功率划分型天线[19]、带有4条旋转寄生体天线[20]、堆叠贴片天线[21]。

本章提出了一种具有圆极化和陷波特性的小型天线。该天线由一个不规则的六边形和微带馈电线辐射贴片组成，它的中心和外围分别嵌入了矩形狭缝和圆形缝隙，其表面则是一个简单的修正多边形。该天线在频率范围为 $3.45\sim 5GHz$ 和 $6.6\sim 10.68GHz$ 内辐射阻抗增益为 –10 dB，它几乎能覆盖所有可用的频带，并在频率为 3.5GHz 附近具有一个增益为 –3dB、宽度为 200MHz 的轴比带宽，它能在较低的 WiMAX 频带产生圆极化辐射。最后，作者利用电磁（EM）仿真软件 AnsysHFSS 对所设计的单极子天线进行了仿真和优化。

8.2 天线的结构

首先，在尺寸为 $25\times25\times1.6mm^3$ 的基底上蚀刻一个不规则的六边形，其布局如图 8.1（a）所示；作者将这种能在 $3.64\sim 10.46GHz$ 波段间产生谐振的微带馈电天线命名为天线 –1。其次，在天线右侧增加一个矩形短截片，并在该六边形另外两条边增加两个矩形狭缝，使频带间产生圆极化陷波，随后在其中心增加一个圆形缝隙，使得由矩形狭缝生成的正交电场产生 90° 相位差；除此之外，作者还在天线左下角地平面蚀刻出一个尺寸为 $l_2\times W_3$ 的矩形槽来增加天线的带宽增益。此天线谐振范围设置为 $3.45\sim 5GHz$ 和 $6.6\sim 10.68GHz$、陷波带范围设置为 $5\sim 6.6GHz$，以减少圆极化对 WiMAX 频带和高速 WLAN 之间的频带干扰（此项技术达到了 IEEE 802.11a 的标准），其效果图如图 8.1（b）所示。

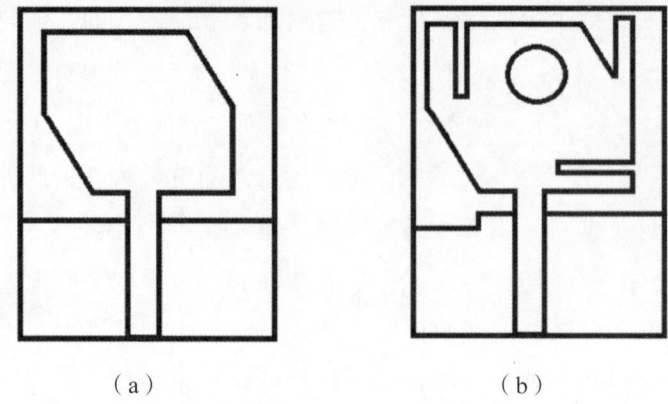

图 8.1 （a）天线 –1 的设计布局；（b）本章所提出的天线设计布局

本章所设计的天线布局细节详见图 8.2（a），天线尺寸参数见表 8.1。所设计的天线蚀刻在厚度为 1.6 mm 的 FR-4 介质基板上，其实物图如图 8.2（b）所示。

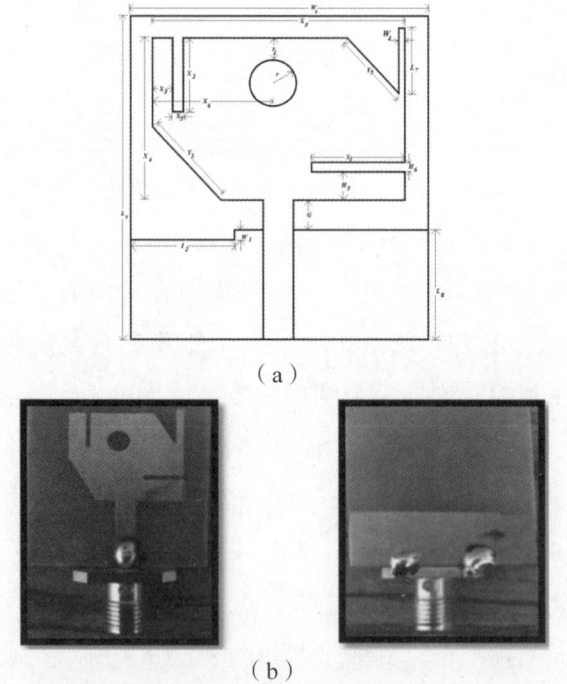

图 8.2 （a）改进型六边形天线设计图，（b）制作的成品实物图

表 8.1　本章提出天线的详细尺寸参数（mm）

W_s=25	X_3=2.5	H_5=3.42	Y_5=6
W_4=1	X_p=16	r=1.55	X_1=5.5
L_7=5.76	G=1.07	X_5=0.5	X_6=7
H_6=0.5	L_g=8.5	Y_3=8	
y_1=3.45	X_2=5.5	W_1=0.5	
L_s=25	X_4=13.92	l_2=4.5	

8.3　结果讨论

图 8.3 为天线 –1 与本章设计天线的输入回波损耗（S_{11}）的对比示意图。由图 8.3 可知，与天线 –1 相比，本章设计天线增加了一个范围为 5～6.6GHz 陷波带，它的作用是在将谐振频率范围保持在 3.45～5GHz 和 6.6～10.68GHz 的基础上，减少可用频带之间的干扰。图 8.4 则展示了天线 –1 和本天线在不同频率下的轴比差异。由图 8.4 的结果可以看出，本天线在中心频率 3.5GHz 附近可以产生一个增益为 –3dB、宽度为 200MHz 的轴比带宽。图 8.5 则显示了天线 –1 与本天线的增益对比。

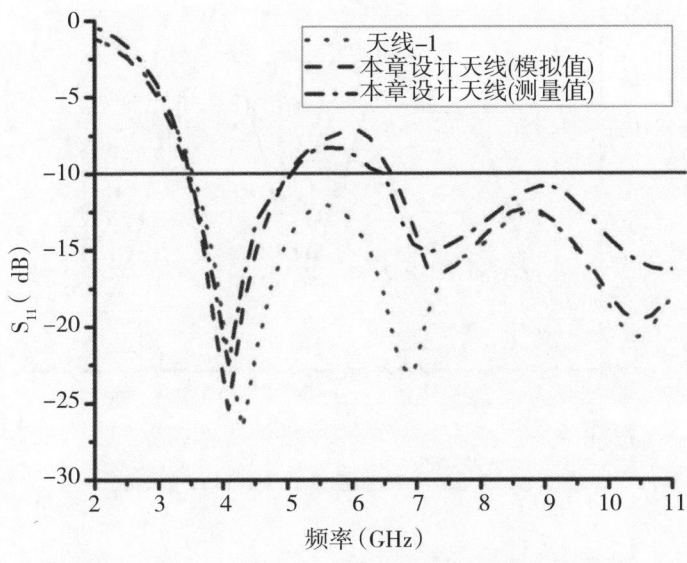

图 8.3　天线 –1 和本章设计天线的反射系数特性对比

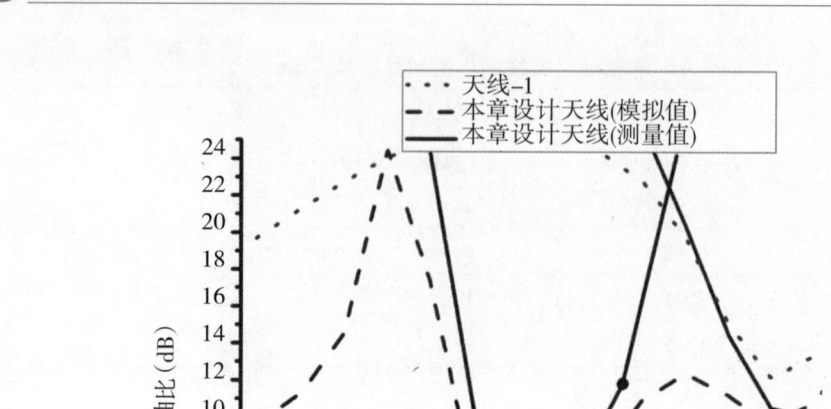

图 8.4 天线 1 与本章设计天线的轴比对比

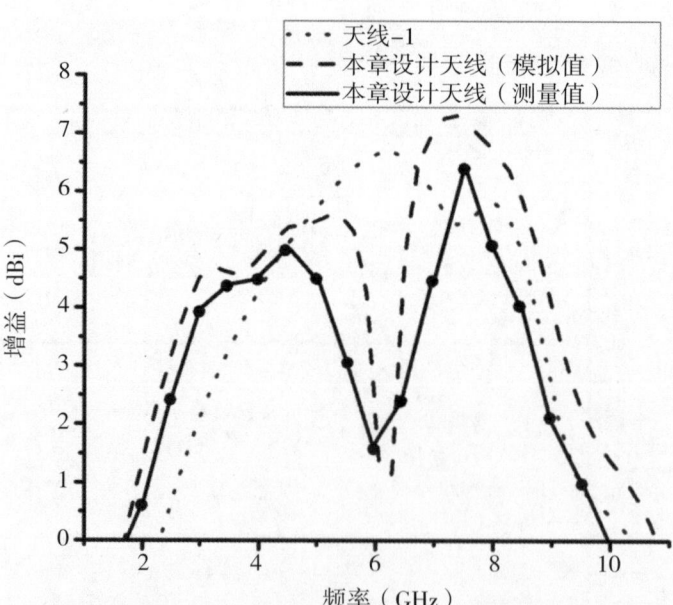

图 8.5 天线 -1 和本章设计天线的增益对比

图 8.6 表示本章设计天线的旋转模式。从图中可以看出，本天线右旋圆极化（RHCP）和左旋圆极化（LHCP）的辐射曲线存在显著差异，当频率为 3.5GHz 所设计天线产生的是 RHCP 波。图 8.7（a）、（b）、（c）和（d）分别代表在 $\omega t=0°$、90°、180° 和 270° 时其表面电流的大小和合成方向的差异。由电流的旋转方向可以看出本天线发射出 RHCP 波的频率为 3.5GHz，从本天线的辐射模式也可以验证上述结果。

8.3.1 设计天线的参数讨论

在本小节中，详细讨论了本天线所涉及的参数对天线性能的影响，并根据其值对天线参数进行优化。图 8.8 显示了狭缝长度 X_2 对 S_{11} 和轴比的影响，从图 8.8（a）和（b）可以看出，当 $X_2=5.5$mm 时，此天线能达到最大发射效率，为其最优值，并且仅当 $X_2=5.5$mm 时，此天线能表现出较好的圆极化辐射特性。图 8.9 则表示狭缝宽度 X_5 对 S_{11} 和轴比的影响，由图 8.9（a）可知，当 X_5 的值在 0.5～1.5mm 之间变化时，本天线取得最佳的陷波特性的值为 $X_5=0.5$mm；而图 8.9（b）则显示了当 $X_5=0.5$mm 时本天线的轴比效果。

图 8.10 表示狭缝宽度 X_3 对 S_{11} 和轴比的影响。当 X_3 在 1.5～3.5 mm 范围之间变化时，取得最大带宽的 X_3 值为 2.5mm；当 X_3 值在其他范围内变化时，在频率为 3.5GHz 时获得的是线偏振且其陷波带宽较窄。图 8.11（a）和（b）则分别表示圆形缝隙半径 r 对 S_{11} 和轴比的影响，通过两图可以得出本天线的谐振带宽取决于 r 值。值得注意的是，当半径 r 为 0.55mm 或 2.55mm 时，该天线得到的是线偏振辐射，而当半径为 1.55mm 时，得到的则是圆极化辐射。

y_1 值对 S_{11} 和轴比的影响如图 8.12 所示，由图 8.12 可知，y_1 的最优解为 3.45mm，虽然 y_1 值对回波损耗影响较小，但对圆极化辐射影响较大。狭缝长度 X_1 对 S_{11} 和轴比的影响如图 8.13 所示；由图 8.13（a）可知，X_1 的宽度范围为 4.5～6.5 mm，当 X_1 较小时，S_{11} 不存在陷波带，天线呈线极化辐射；而当 X_1 的值较大时，其陷波带增大；X_1 的最优解为 5.5mm。

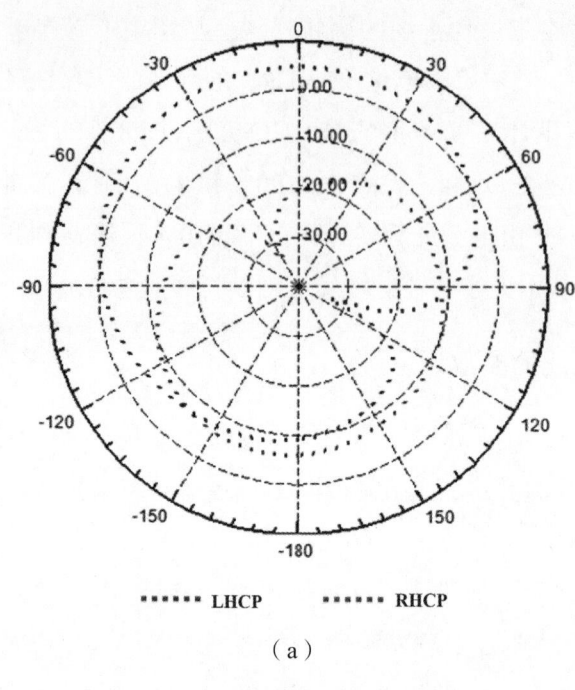

(a)

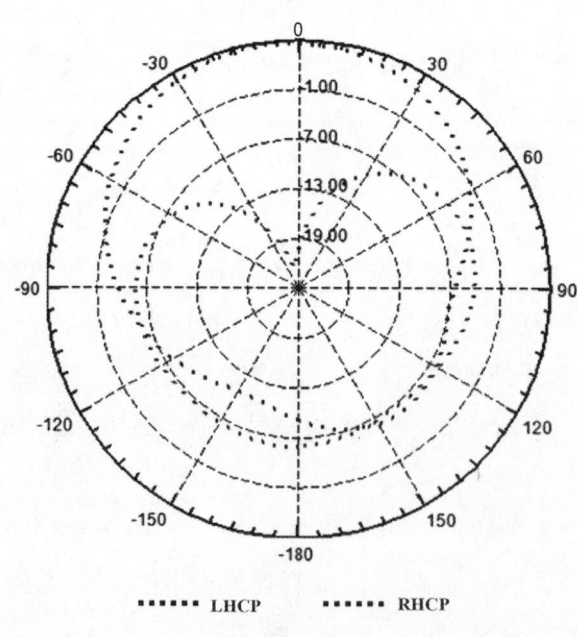

(b)

图 8.6 本天线在频率为 3.5GHz 时（a）φ=0°（b）φ=90° 的辐射模式

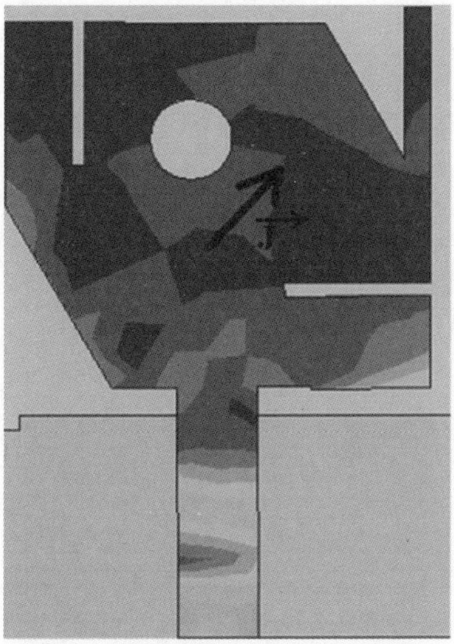

（a）

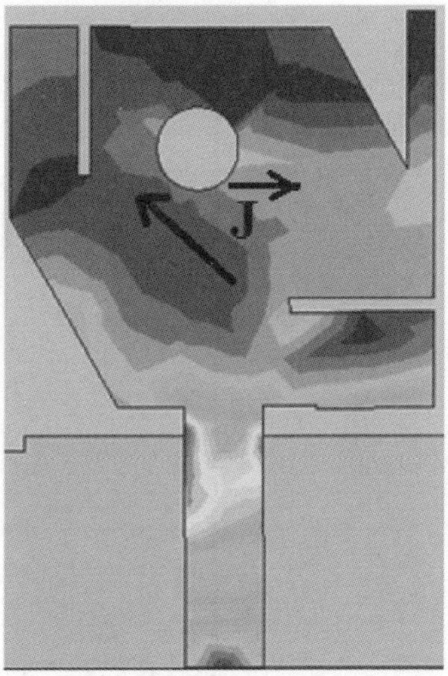

（b）

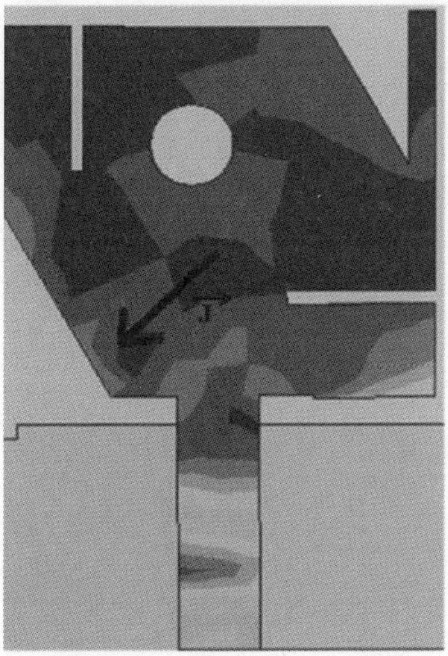

（c）

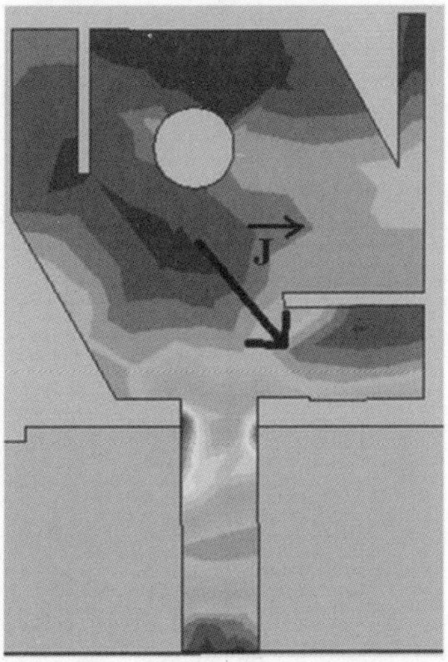

（d）

图 8.7　当频率为 3.5GHz （a）ωt=0°，（b）ωt=90°，（c）ωt=180° 和（d）ωt=270° 时表面电流方向

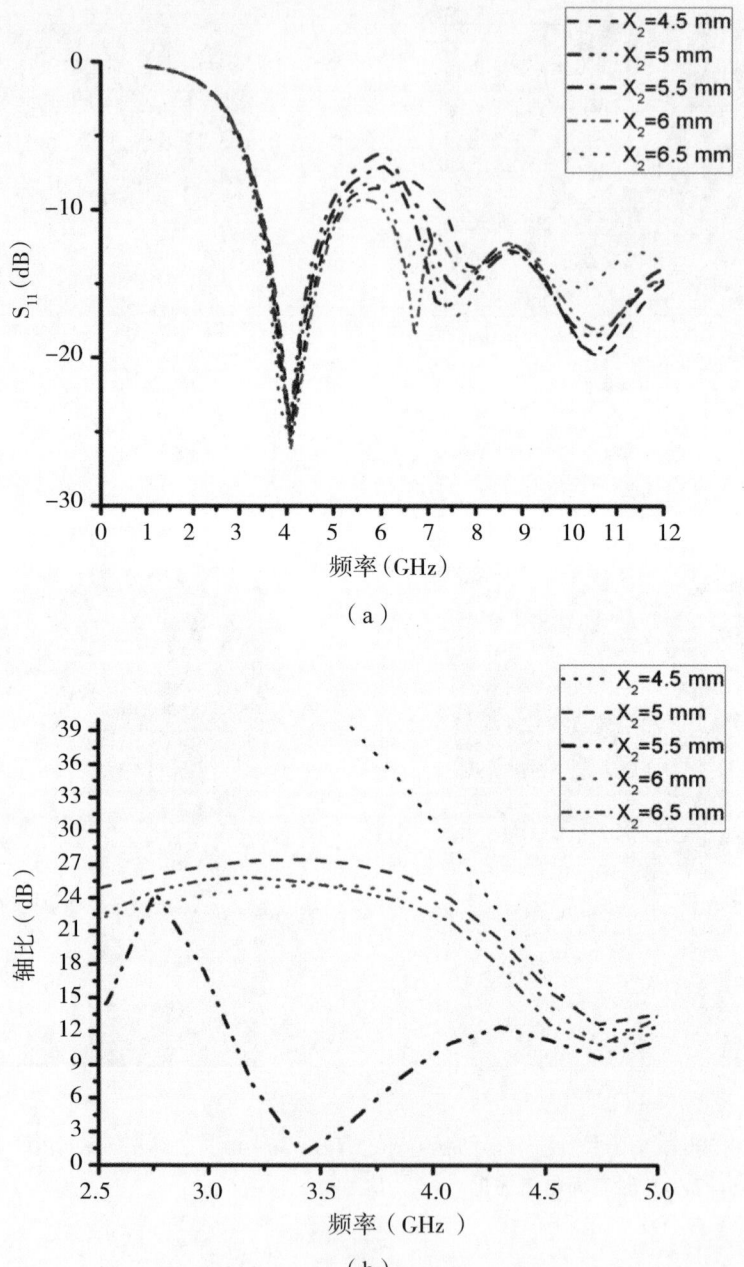

图8.8 不同狭缝长度 X_2 值下，频率对 S_{11}（a）和轴比（b）的影响

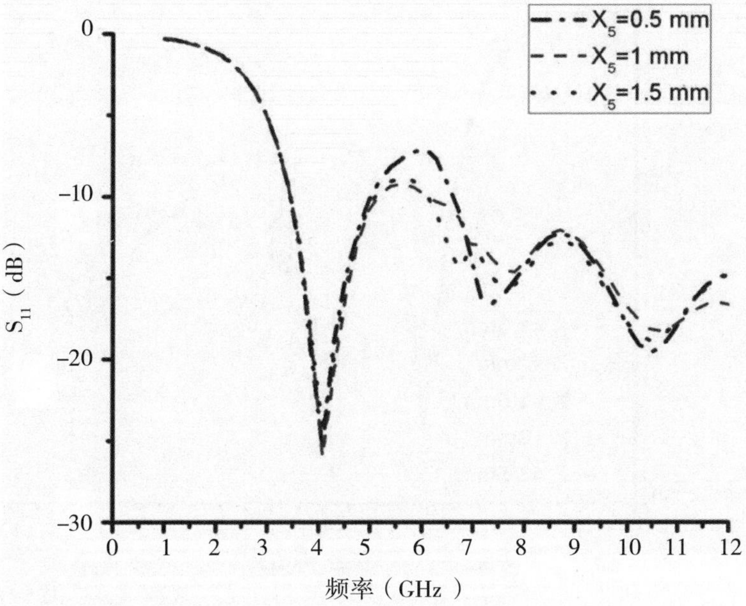

图 8.9　不同狭缝宽度 X_5 值下，频率对 S_{11}（a）和轴比（b）的影响

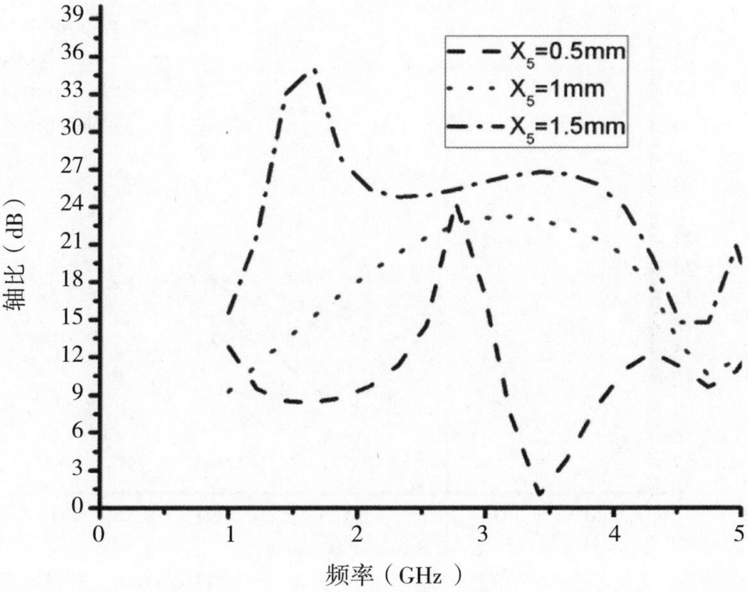

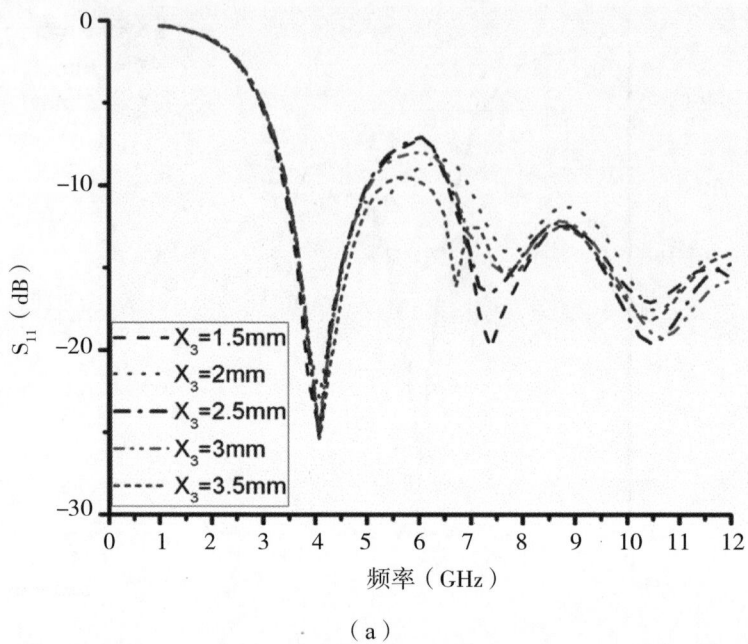

（a）

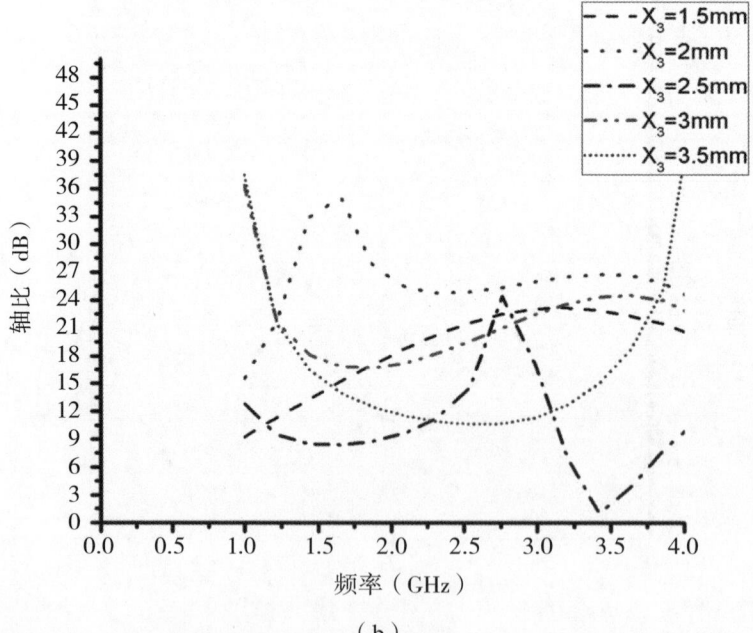

（b）

图 8.10　不同狭缝宽度 X_3 值下，频率对 S_{11}（a）和轴比（b）的影响

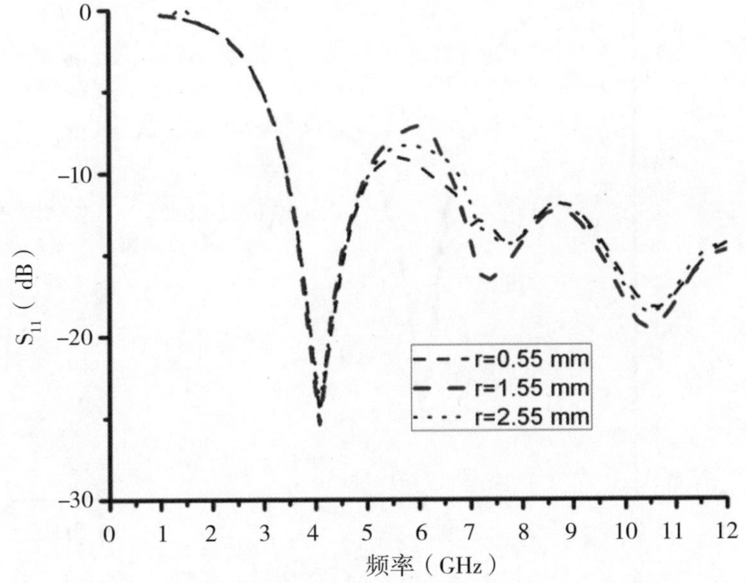

第八章 / 小型圆极化单极子天线在生物医学中的应用

(a)

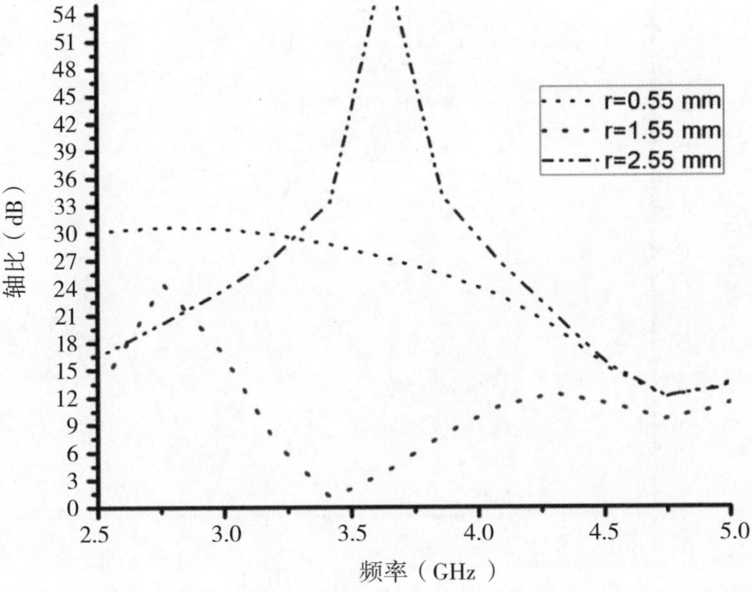

(b)

图 8.11　不同圆形缝隙半径 r 值下，频率对 S_{11}（a）和轴比（b）的影响

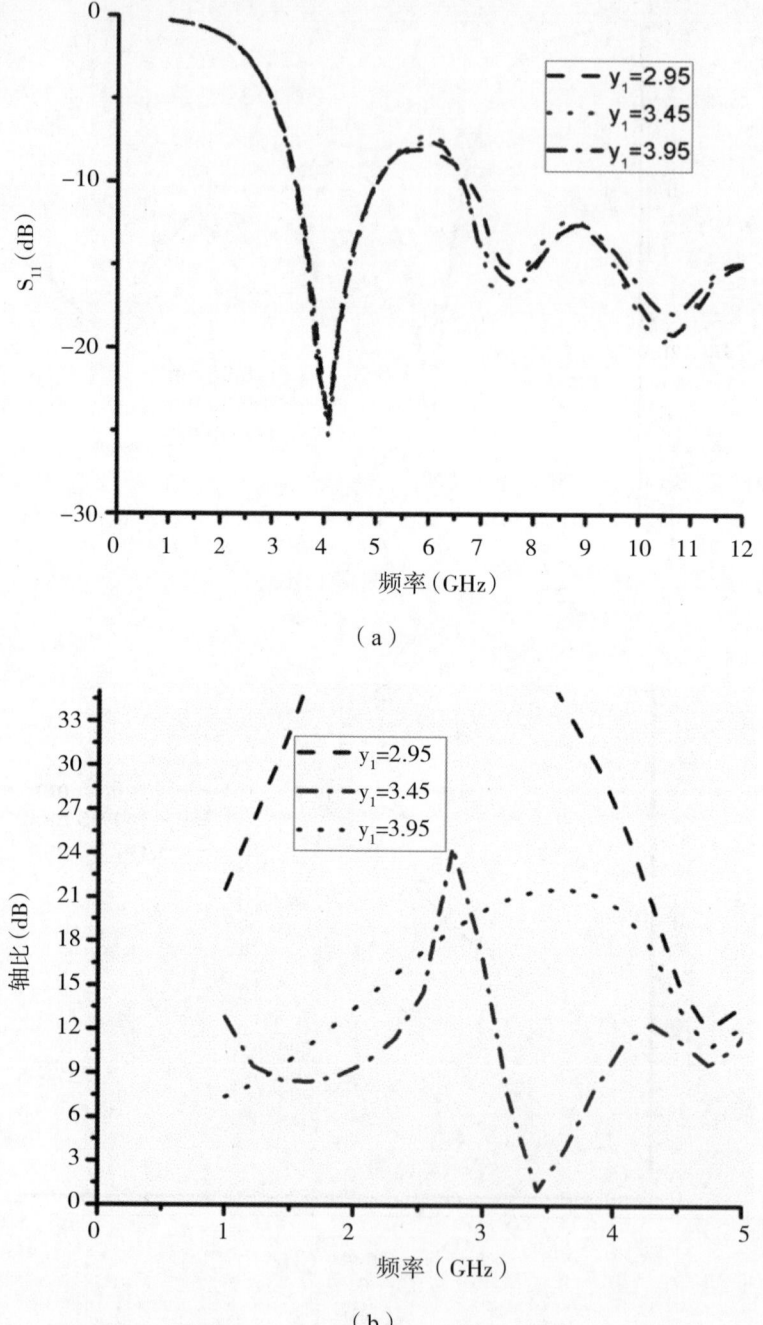

图 8.12 不同 y_1 值下,频率对 S_{11}(a)和轴比(b)的影响

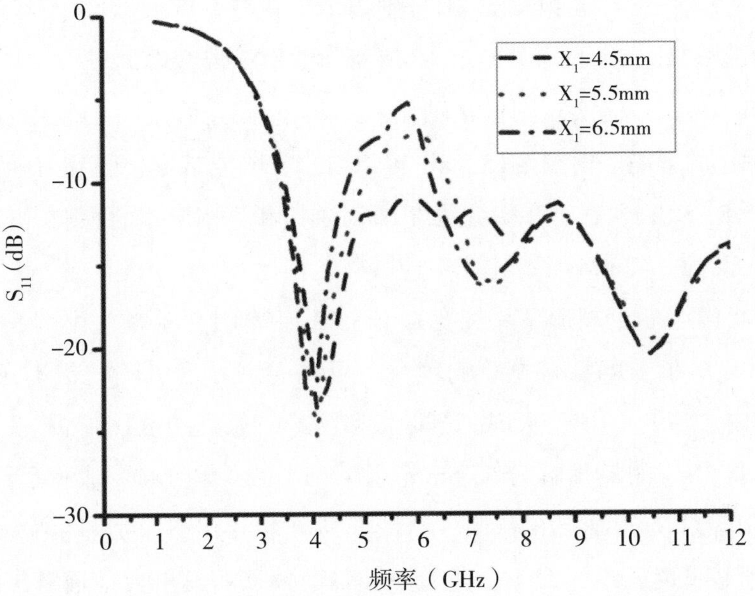

图 8.13 不同 X_1 值下，频率对 S_{11}（a）和轴比（b）的影响

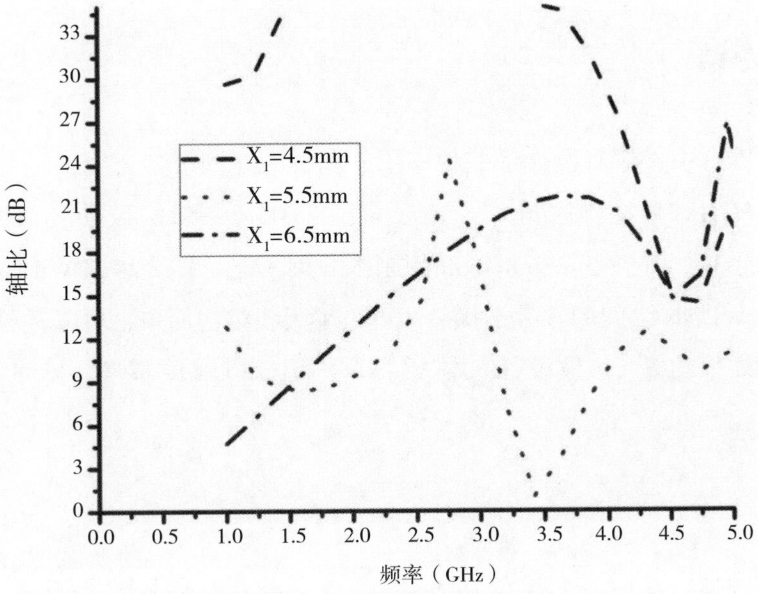

图 8.14（a）和 8.14（b）则分别表示了狭缝宽度 H_6 对本天线的 S_{11} 和轴比的影响。图 8.14（a）显示 H_6 值对回波损耗带宽影响较小，只有当 H_6 为 0.5mm 时，才能实现圆极化轴比。图 8.15 描述了本天线狭缝宽度 H_5 对 S_{11} 和轴比的影响。由图 8.15（a）可以看出，陷波带宽会随着 H_5 的增加而下降，图 8.15(b)则表示在狭缝宽度 H_5 对轴比和频率偏差的影响，由其可知，只有当 H_5 为 3.42mm 时，才能实现圆极化轴比。

图 8.16 显示了矩形贴片长度 L_7 值对 S_{11} 和轴比的影响。由图 8.16（a）可以看出 L_7 值对陷波带宽影响较大。当 L_7 值较小时，陷波带不在回波损耗范围内，当 L_7 的值变大时，其陷波带变窄；根据图 8.16（a）、（b）结果可以得出 L_7 的最优解为 5.76mm。图 8.17（a）和（b）则显示了矩形贴片宽度 W_4 对 S_{11} 和轴比的影响，从图 8.17 可以得出 W_4 的最优值为 1mm；当 W_4 值较低时，本天线不会随着陷波带的偏移而发出大量辐射，而当 W_4 增大时，其辐射是线性的。

8.4 小结

在本章中，作者设计了一种应用于宽带的新型小型天线，它可以在频率为 3.5GHz 时产生圆极化波。该天线能在 3.45～5GHz 和 6.6～10.68GHz 范围内谐振，并在 5～6.6GHz 范围内产生陷波，来减少 CPWiMAX 频带和高速 WLAN 之间的频带干扰。此单极子天线结构简单，可以轻易地集成到其他高频设备或微波设备。本天线符合 IEEE802.11a 标准。

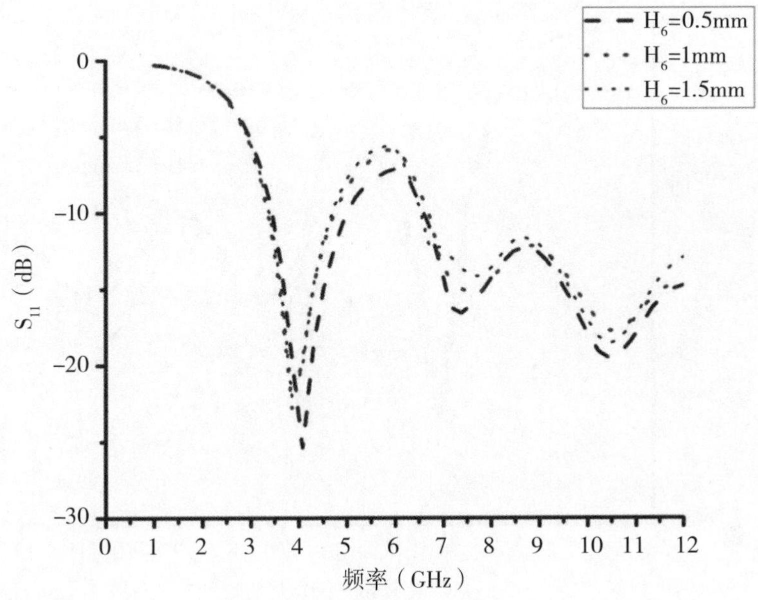

第八章 / 小型圆极化单极子天线在生物医学中的应用

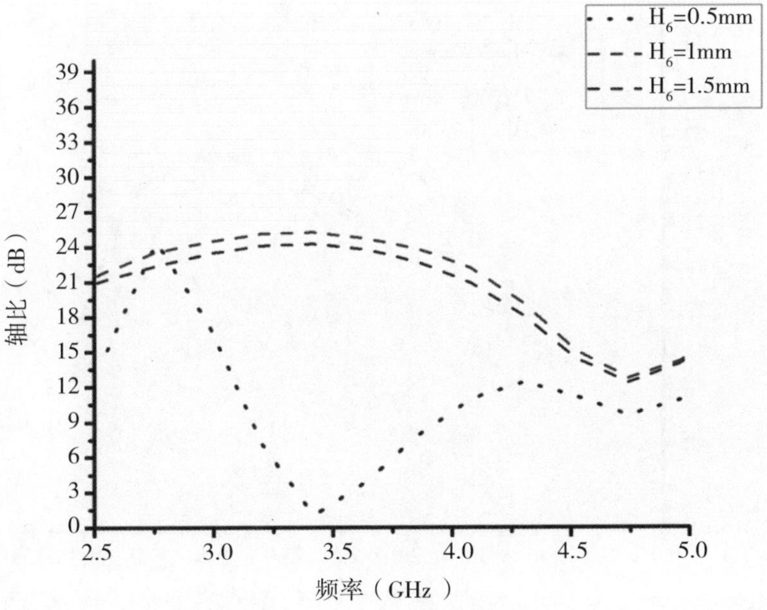

图 8.14　不同狭缝宽度 H_6 值下，频率对 S_{11}（a）和轴比（b）的影响

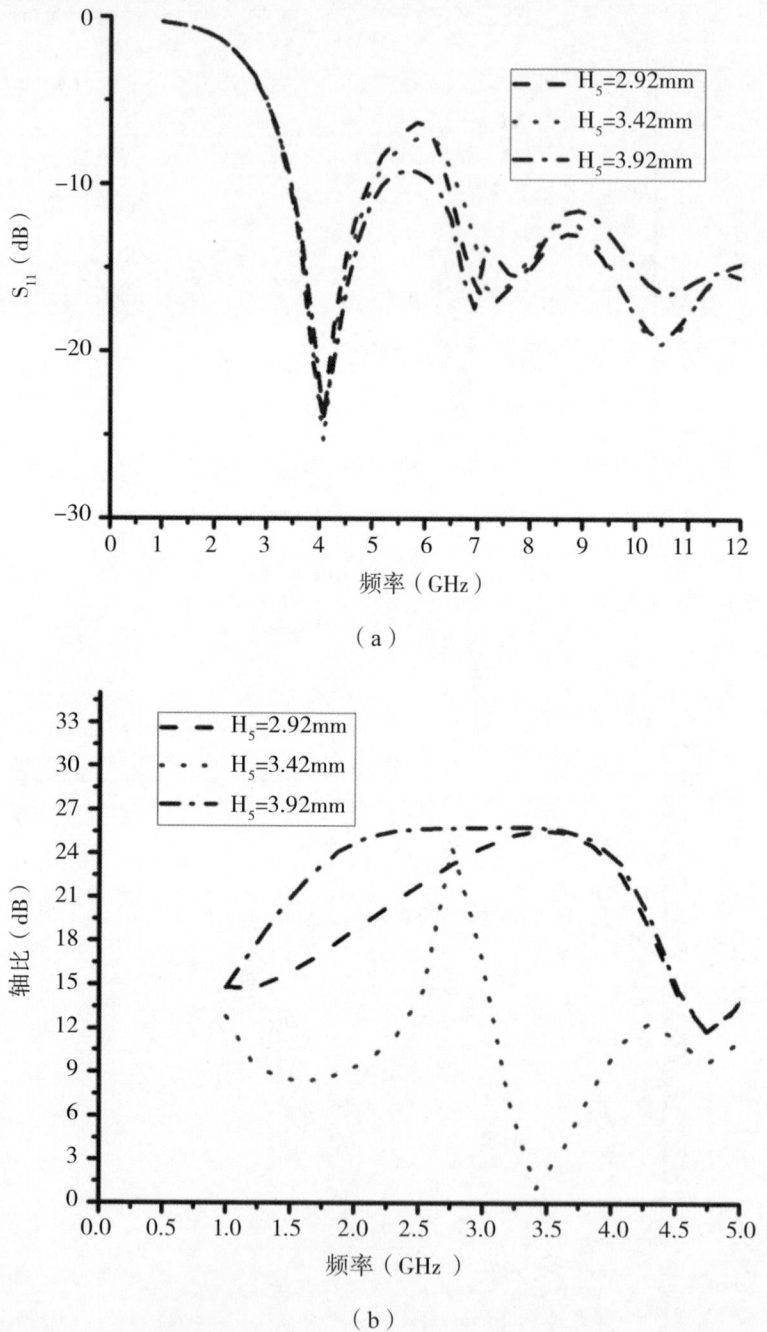

图 8.15　不同狭缝宽度 H_5 值下，频率对 S_{11}（a）和轴比（b）的影响

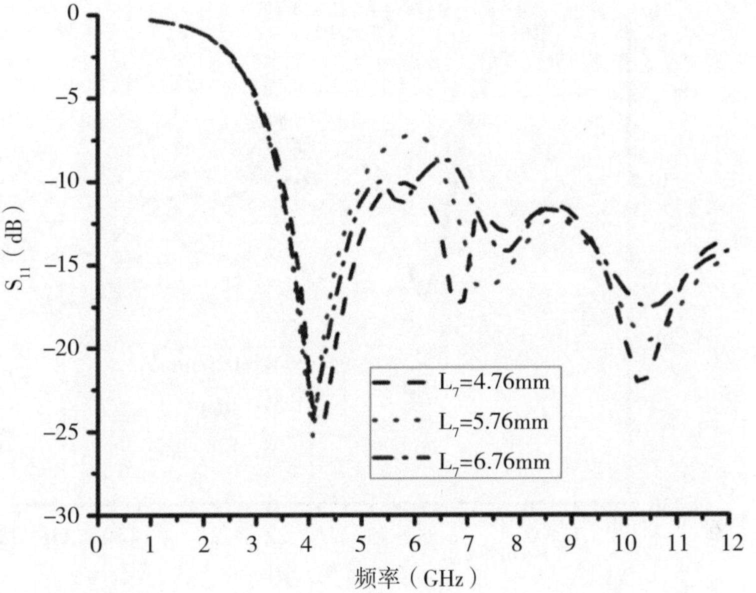

（a）

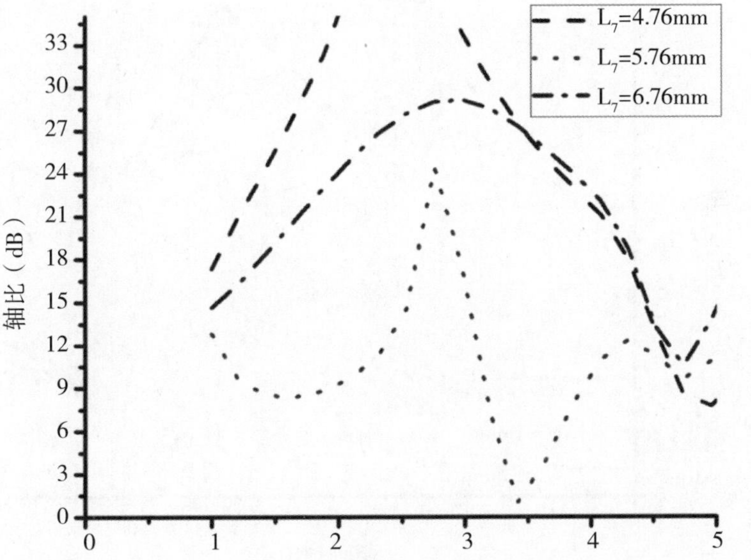

（b）

图 8.16 不同 L_7 值下，频率对 S_{11}（a）和轴比（b）的影响

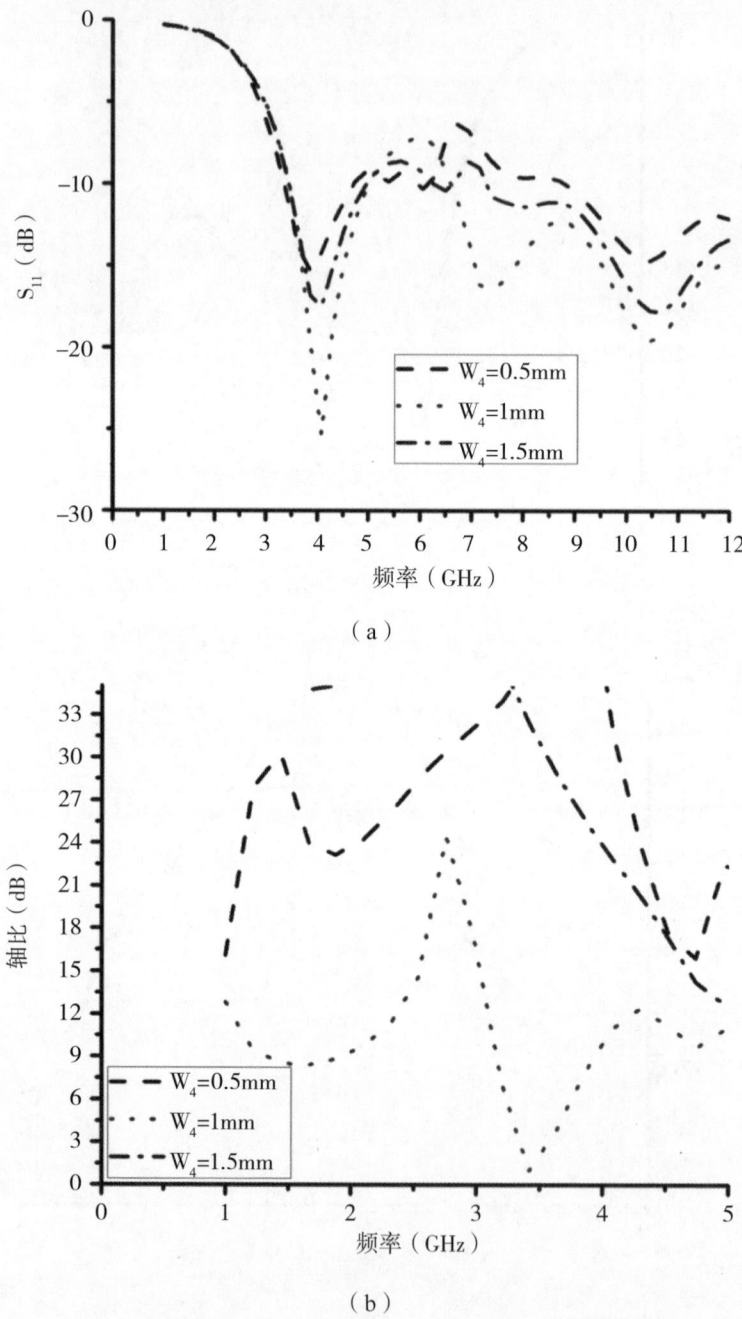

图 8.17 不同 W_4 值下，频率对 S_{11}（a）和轴比（b）的影响

关键词

- 天线
- 共平面形波导
- 电磁带隙
- 频率选择面
- 单极子
- 陷波

参考文献

1. Chen, Z. N., Ammann, M. J., Qing, X. M., Wu, X. H., See, T. S. P., & Cai, A., (2006). Planar antennas. *IEEE Microw. Mag., 7*, 63–73.
2. Bakariya, P. S., Dwari, S., Sarkar, M., & Mandal, M. K., (2015). Proximity-coupled multiband microstrip antenna for wireless applications. *IEEE Antennas Wireless Propag. Lett., 14*, 646–649.
3. Bakariya, P. S., Dwari, S., Sarkar, M., & Mandal, M. K., (2015). Proximity-coupled microstrip antenna for Bluetooth, WiMAX, and WLAN applications. *IEEE Antennas Wireless Propag. Lett., 14*, 755–758.
4. Khandelwal, M. K., Kanaujia, B. K., Dwari, S., Kumar, S., & Gautam, A. K., (2014). Bandwidth enhancement and cross-polarization suppression in ultra-wideband microstrip antenna with defected ground plane. *Microw. Opt. Technol. Lett., 56*, 2141–2146.
5. Bhatia, S. S., & Sivia, J. S., (2016). A novel design of circular monopole antenna for wireless applications. *Wireless Per. Commun., 91*, 1153–1161.
6. Fallahi, R., Kalteh, A., & Roozbahani, M., (2008). A novel UWB elliptical slot antenna with band-notched characteristics. *Progress in Electromagnetics Research, 82*, 127–136.
7. Sim, C. Y. D., Chung, W. T., & Lee, C. H., (2008). Novel band-notch UWB antenna design with slit ground plane. *Microw. Opt. Technol. Lett., 50*, 2229–2233.
8. Koohestani, M., & Golpour, M., (2010). U-shaped microstrip patch antenna with novel parasitic tuning stubs for ultra-wideband applications. *IET Microw. Antennas Propag., 4*, 938–946.
9. Moradhesari, A., Moosazadeh, M., & Esmati, Z., (2012). Band-notched UWB planar monopole antenna using slotted conductor-backed plane. *Microw. Opt. Technol. Lett., 54*, 2237–2241.
10. Siddiqui, J. Y., Saha, C., & Antar, Y. M. M., (2014). Compact SRR loaded UWB circular monopole antenna with frequency notch characteristics. *IEEE Trans. Antennas Propag., 62*, 4015–4020.

11. Zaker, R., Ghobadi, C., & Nourinia, J., (2008). Novel modified UWB planar monopole antenna with variable frequency band-notch function. *IEEE Antennas Wireless Propag. Lett.*, *7*, 112–114.
12. Hong, C. Y., Ling, C. W., Tarn, I. Y., & Chung, S. J., (2007). Design of a planar ultrawideband antenna with a new band-notch structure. *IEEE Trans. Antennas Propag.*, *55*, 3391–3396.
13. Kim, K. H., Cho, Y. J., Hwang, S. H., & Park, S. O., (2005). Band-notched UWB planar monopole antenna with two parasitic patches. *Electron. Lett.*, *41*, 783–785.
14. Saxena, S., Kanaujia, B. K., Dwari, S., Kumar, S., & Tiwari, R., (2017). A compact microstrip fed dual-polarized multiband antenna for IEEE 802.11 a/b/g/n/ac/ax applications. *AEU-Int. J. Electron. Commun.*, *72*, 95–103.
15. Cao, W., Zhang, B., Yu, T., & Li, H., (2010). A single-feed broadband circular polarized rectangular microstrip antenna with chip-resistor loading. *IEEE Antennas Wireless Propag. Lett.*, *9*, 1065–1068.
16. Kanaujia, B. K., Kumar, S., Khandelwal, M. K., & Gautam, A. K., (2015). Single feed L-slot microstrip antenna for circular polarization. *Wireless Per. Commun.*, *85*, 2041–2054.
17. Wang, C. J., & Hisao, K. L., (2014). CPW-fed monopole antenna for multiple system integration. *IEEE Trans. Antennas Propag.*, *62*, 1007–1011.
18. Ghobadi, A., & Dehmollaian, M., (2012). A printed circularly polarized Y-shaped monopole antenna. *IEEE Antennas Wireless Propag. Lett.*, *11*, 22–25.
19. Kumar, T., & Harish, A. R., (2013). Broadband circularly polarized printed slot-monopole antenna. *IEEE Antennas Wireless Propag. Lett.*, *12*, 1531–1534.
20. Wu, J., Yin, Y., & Wang, Z., (2015). Broadband circularly polarized patch antenna with parasitic strips. *IEEE Antennas Wireless Propag. Lett.*, *14*, 599–602.
21. Kumar, S., Kanaujia, B. K., Khandelwal, M. K., & Gautam, A. K., (2014). Stacked dual-band circularly polarized microstrip antenna with small frequency ratio. *Microw. Opt. Technol. Lett.*, *56*, 1933–1937.

第九章

机器学习在生物信息学中的应用和实践

SHIKHAR SHARMA and MANJU KHARI

Ambedkar Institute of Advanced Communication Technologies and Research, Geeta Colony, Delhi–110031, India, E-mail: manjukhari@yahoo.co.in (M. Khari)

摘要

本章介绍机器学习（ML）方法在生物医学科学中的应用，由于该领域涉及大量的数据处理，这种方法学也被称为生物信息学。随着生物医学科学数据的暴增，使用 ML 进行分析和预测是大有帮助的。生物医学研究中，在疾病的预测、疾病谱的分类等方面，通过数据分析可以对人类社会起到较大的作用。本章研究了 ML 模型分类技术的背景和功能，如决策树（DT）、支持向量机（SVMs）和 K- 近邻模型及其在乳腺癌数据集上的实现。使用 ML 方法创建了一个医疗聊天机器人系统，该系统基于聊天机器人询问的症状，提供可能的疾病预测。

9.1 引言

机器学习（ML）的本质是关于数据提取和对数据的预测分析。ML 一词是斯坦福大学的塞缪尔在1959年创造的[1]。在他看来，ML是一门不需要明确编程就能训练机器的艺术和科学。参考文献[2]给出了一个更面向工程的ML定义。该定义指出，如果机器在任务T上性能指标P随着经验E的增加而增加，那么我们就说机器在任务T上性能P的提升是通过经验E获得的。ML是一个古老的学科，但由于近年来可用数据量的指数级增长，以及计算机处理大数据的能力提高，使得ML的应用大幅增加。它的应用并不局限于计算机科学领域，而是扩展到需要进行预测或统计分析的每个领域和部门。

ML应用或模型通常包括一个特定的过程，该过程包括数据提取，使数据对计算机系统可读，即数据预处理，预处理后的数据是可视化的，以找出不同的趋势或重要的特征。整个过程直到可视化都可以加入到数据分析中，这是一个更详细的研究分支。在对数据进行完整的预处理和分析之后，需要找出哪种类型的ML算法可以应用于数据，在对算法进行成功的测试和调优，得到满意的结果后，才可以部署模型。

在生物医学领域，ML可以在研究和医疗方面发挥重要作用[3]。它可以有非常广泛的应用，例如通过提供的症状数据预测疾病、不同体质的分类、通过图像分析诊断疾病和基因测序等众多应用。在生物医学领域中，真实世界数据大多包含大量的数据，可以使用ML和深度学习方法来研究这些数据，以找到手工研究难以取得的相关信息和结果[21,22]。随着生物医学领域数据的增加，形成了独立的研究分支，即生物信息学[4]。本章旨在研究生物医学中的ML，并利用相关数据来获得结果。

在这一章中，首先提出了ML的前概念，讨论了数据的预处理，然后讨论了不同ML算法的背景和工作原理、案例分析，对乳腺癌数据集的结果进行了分析。最后，应用最优化的ML算法创建了一个医疗聊天机器人系统，该系统向用户提出一系列与所给症状相关的问题，向用户提供与该疾病相关的医生链接，以预测疾病。在本章的结论部分，对医疗聊天机器人以及ML和深度学习技术在生物医学领域的未来应用范围进行了全方位讨论。

9.2 机器学习（ML）前概念

机器学习是一种同时向计算机提供输入和输出的研究方法，计算机系统试图使用统计和概率方法找到数据中的模式、关系和趋势。ML中的问题可以是基于回归的或基于分类的，其中基于回归的问题，其数据往往遵循线性或曲线特性。但大多数问题都是基于分类的，需要将数据分成不同的类别[5,6]。分类可以是二进制的（只有两个类），也可以是 n 元的（可能有 n 个类）。但是还有更多的方法来对一个ML模型或应用程序进行分类，包括如下几种：

1. ML系统是否需要人工监督？

- 有监督的学习是指数据已进行标记，即已提供了特定的结果，基于所提供的数据和以往的结果，系统会训练并找到新的结果。
- 无监督学习是指数据没有被标记，系统试图从数据中找出不同的趋势和见解[7]。
- 半监督学习是由标记和未标记数据的观察结果组成[8]。
- 强化学习是指系统试图从以前的错误中学习，并试图找到在特定情况下应该采取的最佳决策或行为[9]。

2. ML系统是否可以动态地进行增量学习？

- 在线学习是指系统试图对每一组新的观测数据进行预测，也就是说，按顺序对每一组新的观测数据更新模型。
- 批量学习是指模型在整个数据集上进行学习并发现结果，而不是在每一步的观察后发现结果。

3. ML系统是在已知的点集上进行归纳，还是创建一个模型？

- 基于实例的学习是指系统对每个新实例或特征完成预测过程；因此，对每个新特征重复所有步骤[10]。
- 基于模型的学习是指系统根据提供的所有特征建立模型，一旦创建了模型，它会尝试根据生成的模型预测新的特征集[11]。

在本章中，主要关注的是监督学习，在监督学习中，提供输入和结果的数据给 ML 算法，当提供一组新的输入值时，算法根据之前给出的分析数据导出的关系来预测输出。在有监督的 ML 模型或应用程序中，对数据集中术语定义为 X= 特征矩阵，y = 观测向量，m = 观测数，x= 数据集，n = 特征数。在数据集上执行的所有操作都是考虑 X 特性将导致预测值 y。现在数据集被定义为 X 和 y 的关系，ML 算法应用于整个数据集，当新的特征集提供给系统时，系统将完成预测。

数据预处理是机器学习和数据挖掘过程及建模的关键步骤。收集数据的方法经常受到异常值、不可能的数据组合、缺失值等的轻微影响[12]。未经适当预处理而进行分析的数据，可能会导致误导性结果。因此，在运行分析之前，数据的表达和数据质量将非常重要。数据预处理是 ML 项目中最重要的阶段，特别是在计算生物学中。使用不相关的冗余噪声数据训练 ML 模型可能会导致事与愿违的结果。数据准备和过滤步骤可能需要相当长的处理时间。在应用算法之前，需要对数据进行相应的预处理，其中模型应该用分类数据、缺失值、虚拟变量陷阱和整个数据的缩放来处理。对于上述所有问题，可用 python 中的 sci-kit 学习库来做数据预处理和 ML 算法。

在下一节中，我们将讨论不同分类算法的背景和工作原理，其中包括关于不同算法的简要信息，并提供一个主要的 ML 算法的工作原理。

9.3 机器学习（ML）算法的工作原理

ML 模型或系统的工作原理采用不同的算法，在以往进行了深入的研究。这些算法有助于在不同的问题中寻求到结果。如前所述，所有算法主要分为两类：分类算法和基于回归的算法。在分类算法中，可以进一步分类为概率算法和确定性算法。概率算法是那些给出分类结果概率的算法，也就是说，当给出结果时，这些算法提供一个特定实例在一个类中的概率，一个具有最高概率的类是这个特定实例的结果。相比之下，确定性算法的结果是 100% 确定一个特定实例属于那个特定的类。下面讨论三种主要的确定性算法，即决策树（DT）、支持向量机（SVM）和 K- 近邻算法。

9.3.1 决策树（DT）

决策树（DT）算法是一种基于确定性模型的技术，适用于 n- 元分类问题[13]。它适用于中等规模的数据集。DT 算法试图将整个数据集拟合到一个树状结构中，其中每个节点都代表一个属性，通过一系列的 if-else 问题，最终拥有子节点作为对特定分类的预测。DT 算法使用某种杂质测量来创建最佳分割。其中最受欢迎的是基尼指数和熵（或信息增益）。基于某种杂质度量，DT 算法试图最小化代价函数，用 J 表示，对每对（k, t_k）进行计算。DT 算法根据以下两种方法之一，选择一些杂质测量值，以创建最佳分割：

1. 基尼指数（Gini index）或基尼杂质（Gini impurity）衡量的是随机选择的某个变量被错误分类的程度或概率。基尼指数的程度在 0 和 1 之间变化，其中 0 表示所有元素都属于某个类，或者如果只存在一个类，1 表示这些元素随机分布在不同的类中。基尼指数的公式如方程式（9.1）所示：

$$\mathcal{G}_i = 1 - \sum_{k=1}^{k} Pik^2 \qquad (9.1)$$

2. 熵或信息增益用于确定哪个特征 / 属性为我们提供了关于类的最大信息。它基于熵的概念，即不确定性、杂质或无序的程度。它旨在降低从根节点到叶节点的熵水平。熵可以用方程式（9.2）求得：

$$\mathcal{H}_i = -\sum_{k=1}^{k} Pik \log(Pik) \qquad (9.2)$$

DT 算法不断尝试最小化方程式（9.3）中的代价函数 J：

$$J_{(t,tk)} = \frac{M_{左} \times \mathcal{G}_{左}}{M} + \frac{M_{右} \times \mathcal{G}_{右}}{M} \qquad (9.3)$$

在上面的公式中，$M_{左}$ 和 $M_{右}$ 是从任何特定属性实例随机分割数据后，左节点和右节点中的多个实例。$G_{左}$ 和 $G_{右}$ 是该节点的基尼指数，M 是实例总数。

以给出代价函数 J 的最小值（k，t_k）的值作为根节点，以第二个最小值作为子节点，重复该过程，直到达到给定深度和预测。

在方程式（9.4）中给出了 DT 算法的计算复杂度：

$$\Theta \log(m \times n) \tag{9.4}$$

DT 算法即使在大数据集上也能得到很好的结果，并且精度很高。DT 算法的本质是过度拟合数据。如果没有提供树的深度，DT 算法将尝试为每个属性和结果创建树。这就像记忆整个数据集，但情况并非完全如此，因为数据集中的任何细微变化都会影响树结构及其预测。在图 9.1 中，对采用上述方法形成的树状结构有一个大致的描述。在这个一般结构的根节点中，由最小熵或基尼代价函数组成，由这里开始，对左边或右边的次小代价函数节点进行决策。这个过程一直持续到预测决策完成。

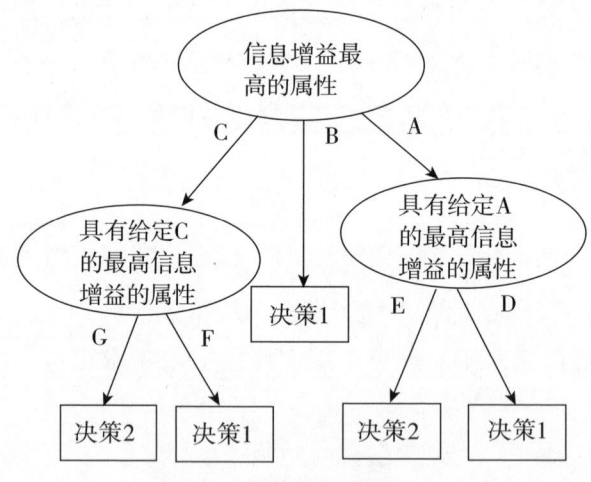

图 9.1　决策树结构的描述

9.3.2　支持向量机（SVM）

SVM 是一种非常复杂的工作算法[14]。在 SVM 算法中，假设数据必须是线性可分的，如图 9.2 所示。SVM 不能用于非线性可分数据，但通过使用核函数的 SVM 的算法，可以应用于非线性可分的数据。SVM 算法只能处理小而简单的数据集。它的隐式工作使其适用于二元分类相关的问题。支持向量机本质上是基于一种称为最大边缘分类器的算法。支持向量机算法找到最适合的超平面，该超平面可以将数据分成两个完美的域。最接近超平面的点是支持向量。

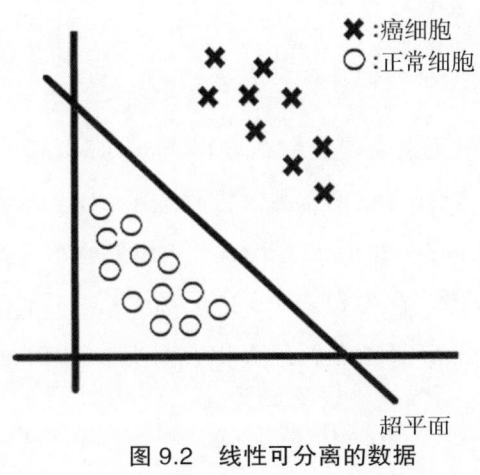

图 9.2　线性可分离的数据

在二维空间中，超平面是一条线，可以用方程式（9.5）表示，其中 β 是系数，X 是一个变量矩阵，如果方程式（9.6）满足方程式（9.5）则 "X" 就位于超平面上。在 p 维空间中，超平面用方程式（9.7）表示。当定义一个 $n \times p$ 阶的数据矩阵时，超平面就变成了方程式（9.8）。当一个二元分类器被定义为方程式（9.9）时，从方程式（9.7）得到一套新的方程式（9.8）和方程式（9.9），可以推导出一个压缩函数方程式（9.10）。

对于任何新的观测，支持向量机算法监测方程式（9.10）/（9.11）的符号，以此为基础提供预测指标。

$$\beta_0 + \beta_1 X_1 + \beta_2 X_2 = 0 \qquad (9.5)$$

$$X = (X_1 X_2)^T \qquad (9.6)$$

$$\beta_0 + \beta_1 X_1 + \beta_2 X_2 + \ldots + \beta_p X_p = 0 \qquad (9.7)$$

$$\beta_0 + \beta_1 X_{i1} + \beta_2 X_{i2} + \ldots + \beta_p X_{ip} = 0 \qquad (9.8)$$

$$y \in \{+1, -1\} \qquad (9.9)$$

$$\beta_0 + \beta_1 X_{i1} + \ldots + \beta_p X_{ip} \geq 0, \ y_i = +1 \qquad (9.10)$$

$$\beta_0 + \beta_1 X_{i1} + \ldots + \beta_p X_{ip} < 0, \ y_i = -1 \qquad (9.11)$$

$$y_i(\beta_0 + \beta_1 X_{i1} + \ldots + \beta_p X_{ip}) > 0 \qquad (9.12)$$

将到超平面的距离定义为幅值,在方程式(9.13)和(9.14)中 W^T 是实例距离的权值,W_0 是任意权值常数。方程式(9.13)减去方程式(9.14)得到方程式(9.15),归一化后如方程式(9.16)所示。这个归一化的方程被用作一个边界方程。在方程式(9.17)和(9.18)范围内未经训练的数据能够正确分类。SVM 算法试图最大化方程式(9.14)的边界。

$$W_0 + W^T X_{positive} = +1 \qquad (9.13)$$

$$W_0 + W^T X_{negative} = -1 \qquad (9.14)$$

$$W^T (X_{positive} - X_{negative}) = 2 \qquad (9.15)$$

$$\frac{W^T (X_{positive} - X_{negative})}{W} = \frac{2}{W} \qquad (9.16)$$

$$W_0 + W^T X_{(i)} \geq 1, \ y_i = +1 \qquad (9.17)$$

$$W_0 + W^T X_{(i)} < 1, \ y_i = -1 \qquad (9.18)$$

支持向量机核函数(Kernel-SVM)与 SVM 算法相似,但在使用 SVM 之前,SVM 算法使用一个核函数将非线性数据转换成线性可分。将 P 维的非线性可分数据使用核函数增加到 P+1 维。

SVM 选择一个相似度函数来为原始数据集创建新的坐标。其中高斯核函数(径向基函数)(RBF)是最常用的核函数。

高斯核函数(RBF)见方程式(9.19)。

$$\phi\gamma(x) = \exp(-\gamma|x-l|^2) \tag{9.19}$$

式中,l= 地标点,γ= 分布参数(0.3)。此后,数据被超平面划分,SVM 可以很容易地应用于数据集。如上所述,因为 SVM 的高复杂性,而不能应用于大量实例的数据集,只适用于小数据集。尽管它非常适合于小数据集、数据集间距较小且数据集维度较高的情况,在图 9.3 中,可以直观地看到,数据被超平面划分,这有助于使用 SVM 对数据分类。

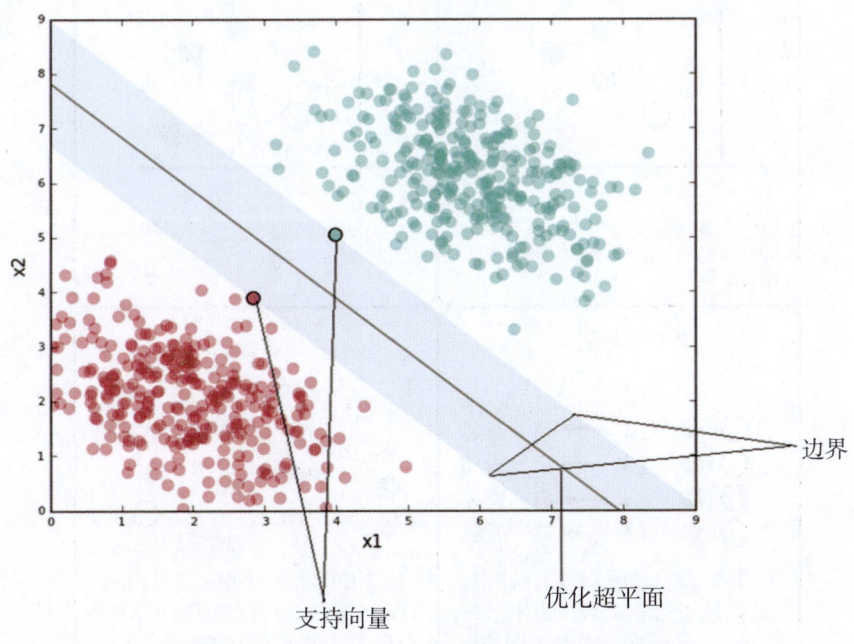

图 9.3　SVM 生成的支持向量和超平面数据集图

9.3.3　K- 近邻(KNN)

KNN 算法可以称为最简单的 ML 算法,它是一种基于确定性的、基于实例的分类算法[15]。KNN 试图找到与测试观测点相关的 K 个最近邻。首选欧氏距离作为距离度量。在找到最近邻 KNN 算法后,必须仔细选择

KNN 中的 K 值，并进行实验。

KNN 算法的空间和时间复杂度非常大，并且随着观测数（m）和属性数（n）成比例增长。这是因为对于每个新观测点，KNN 首先找到与每个观测值之间的距离，然后对距离进行排序，以找到最近邻，从而对新点进行分类。KNN 的计算效率非常高，其算法只适用于小而简单的数据集。图 9.4 概述了 KNN 算法的工作原理。

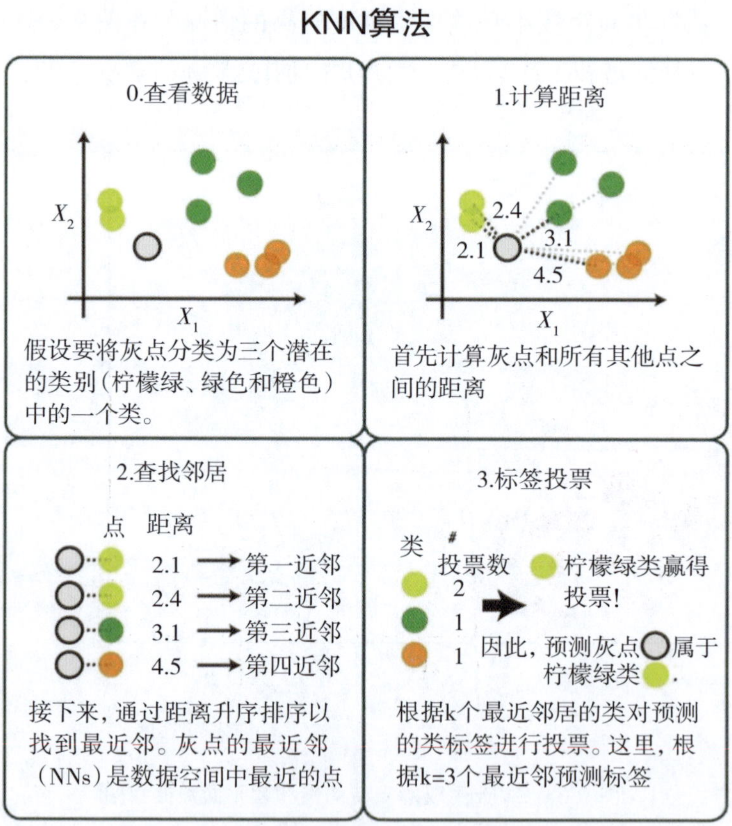

图 9.4　KNN 算法的工作原理

9.4　机器学习（ML）算法的案例研究和实证评估

在本节中，我们将上述研究的算法应用于乳腺癌数据集，以找到具有最佳结果的算法。首先，提供数据集的简要描述，然后应用单独的算法对数据集进行处理，从而得出各自的结果。

9.4.1 案例研究数据集描述

乳腺癌数据集已用于 ML 算法的应用。数据集可在 UCI ML 库中获得，也内置在 sci-kit 乳腺癌学习库中[16,17]。这是一个多元数据集，没有缺失值。它包含 32 个属性和 569 个实例或观测值，其中特征矩阵包含 30 个属性，这些属性被划分为一组 3 个属性，用于计算每个细胞核的 10 个实值特征的平均值、误差和最差值：

1. 半径（从中心到周边点的距离的平均值）；
2. 纹理（灰度值的标准差）；
3. 周长；
4. 面积；
5. 平滑性（半径长度的局部变化）；
6. 紧凑度（周长^2/面积 – 1.0）；
7. 凹性（轮廓中凹部分的严重程度）；
8. 凹点（轮廓上凹部分的数量）；
9. 对称度；
10. 分形维数（"海岸线近似" – 1）。

把患者 id 和诊断（M= 恶性，B= 良性）这两个属性或列设置为观察向量 y。

然后对数据进行预处理，其中对 y 进行编码，对 X 进行特征缩放。由于不存在新的值集来测试该算法，因此将数据集分为训练集和测试集，现在将该算法应用于训练集以找到关系，并且当向测试集特征矩阵导入数据集时，得到测试集的预测观测向量作为结果。拆分 0.3 或 1/3 的数据集将作为测试集。

为了观察算法的准确性，将给定的观测向量与预测的观测向量进行比较，并形成了一个混淆矩阵，并将其划分为：

1. 真阳性；

2. 真阴性；

3. 假阳性；和

4. 假阴性

其中阳性和阴性表示二元分类中的两类。True 表示模型预测与实际观测值相同，即模型预测为阳性或阴性，实际值也为阳性或阴性。False 表示模型预测为阳性或阴性，但实际值分别为阴性或阳性。在数据集上成功应用这三种算法后，其结果将在后续小节中给出。

9.4.2　决策树（DT）结果

在训练集（即 X-test 和 y-test）上应用 DT 算法后，形成了一个树形结构，可以使用 sci 工具包学习库的 Graphviz 模块进行可视化。

对于测试集中的每个新特征，遍历树并进行预测，从图 9.5 可以清楚地看出，如果增加树的深度，可以遍历的特征数量就会增加，预测效果会更好。

最大深度设置为 12，但只有 8 个深度级的训练数据过度拟合了。DT 在测试集上的精度为 0.9476，而在整个数据集上的精度为 0.9834。

9.4.3　支持向量机（SVM）结果

应用 SVM 分类器对测试集的准确率为 0.6417，对整个数据集的准确率为 0.8840。由于支持向量机是一种基于模型的技术，所以只对训练数据使用一次，它可以利用训练数据中创建的支持向量对测试数据进行分类。但训练数据的微小变化可能会导致支持向量的变化，而之前创建的超平面可能会对测试数据进行错误分类，这就是为什么它的精度很低。

9.4.4　K- 近邻的结果

在训练集和测试集上应用 KNN，测试集的准确度为 0.9415，整个数据集的准确度为 0.9402。由于 KNN 算法是基于实例的，它计算每个新特征矩阵值的最近邻，并相应地对其进行分类，因此两种结果没有太大差异。

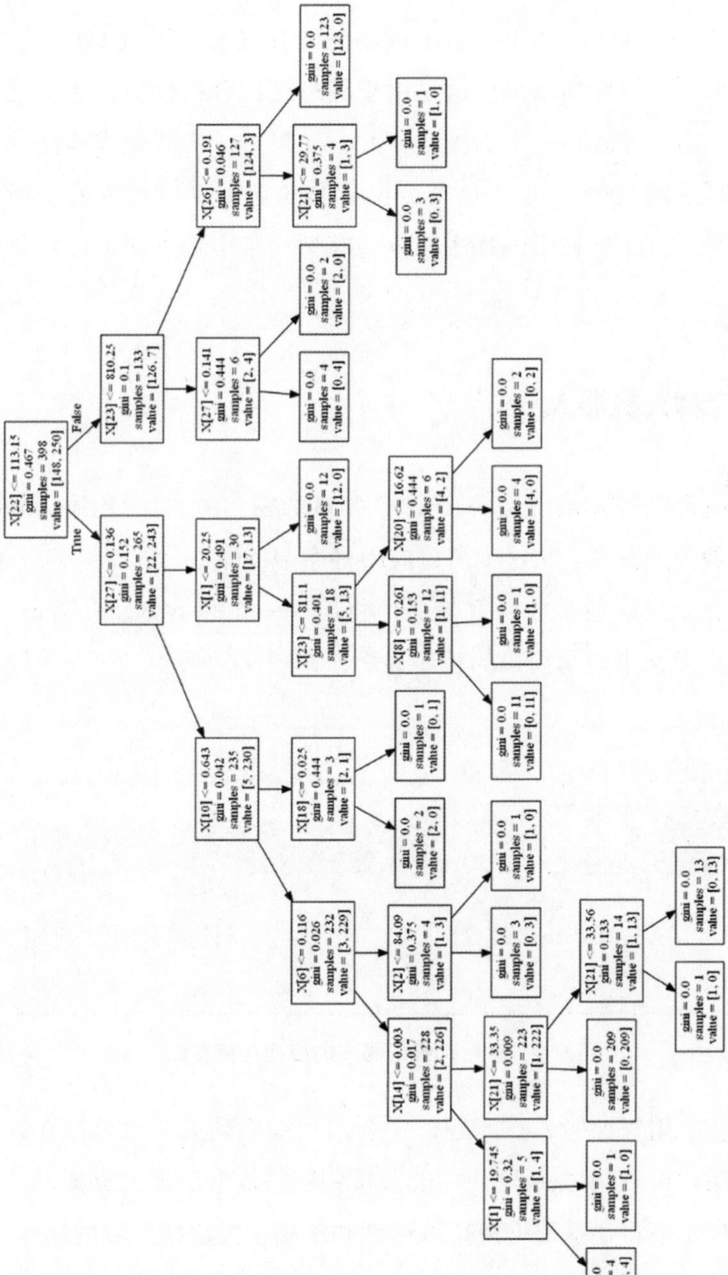

图 9.5 在乳腺癌数据集上的决策树

9.4.5 讨论

在对这三种算法的结果进行了成功的研究之后，发现 DT 算法在这三种算法中给出了最好的结果。这是由于其过度拟合的性质，它试图记住整个数据集，这也可能是一个消极的方面；如果进一步优化准确性并调整算法，它可以达到 100%。由于这个数据集的准确率在 98% 左右，所以该算法是有效的。因此，利用该算法在生物医学科学中建立一个应用程序非常有效。

9.5 医疗聊天机器人

医疗聊天机器人系统是一个基于 GUI 的窗口软件，使用 python 语言和 GUI 图像界面开发。在这个窗口应用程序中，首先会出现一个登录页面，用户可以登录或注册。成功登录后，将出现一个包含 clear、start、yes 和 no 按钮，以及两个显示窗口的程序界面，如图 9.6 所示。

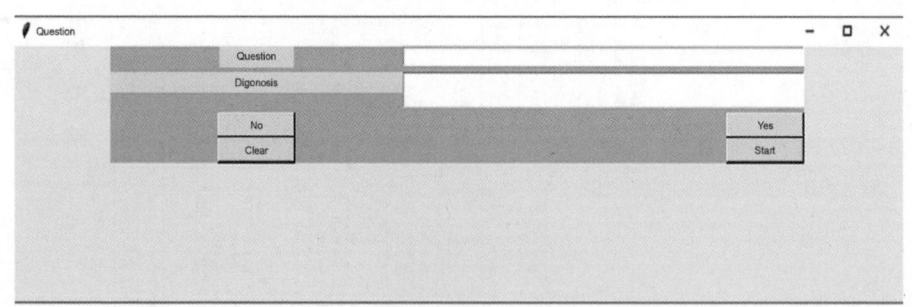

图 9.6 医疗聊天机器人的应用程序窗口

在启动应用程序时，在问题框中会出现一系列关于是否存在以下症状的问题，用户可以用"yes"或"no"按钮回答这些问题。完成回答后，一系列诊断提示框将显示根据模拟可信度和疾病相关症状预测的疾病。

它还给医生提供一个 practo.com 上的链接，以便医生咨询。用户可以清除窗口并重新启动或关闭应用程序。

在应用程序的后台工作中，有针对症状及其预后的训练和测试数据集。训练集包含 4990 个观察或疾病以及 136 个症状或特征的数据集。对于每一种疾病，症状值都被赋予 0 或 1，即给定症状是否与该疾病相关。与症状相关的 4990 次观察或疾病赋值为 1，因此为了避免这些重复，会对具有不同症状的同一疾病进行压缩。然后，对疾病进行编码，为了避免虚拟变量陷阱，将编码后的疾病转换为稀疏矩阵。以上是预处理部分。

现在将应用 DT 算法对训练集创建树，一旦树创建完成，由于所有的数据都是编码的，所以树已经从用户的"是"或"否"答案中完成遍历，在遍历过程中需要解码数据，以获得最终输出的预测疾病。此外，Practo 网站上的医生数据集已废弃，在该网站上，每种疾病都有一个指向特定医生的链接。同样，对整个医生数据集应用 DT，以提供一个链接作为输出。如图 9.7 所示。

在所提供的数据集上，应用程序根据数据集定义的模型准确度达到 0.9810。根据给定的疾病和提供的症状，模型的置信度范围在 0.08～0.32 之间，其中置信水平定义了模型对用户是否患有特定预测疾病的信心程度。如果提供的数据集更准确、更详细，则应用程序的置信度可以提高。如果模型可以提供更准确、更详细的数据集，那么模型就可以对疾病做出更准确的预测。

> **医疗聊天机器人的优点：**

1. 提前预测；
2. 自适应系统；
3. 用户友好。

> **医疗聊天机器人的缺点：**

1. 没有实时的数据提取，只有预定义的数据集；
2. 根据数据集，置信水平较低。

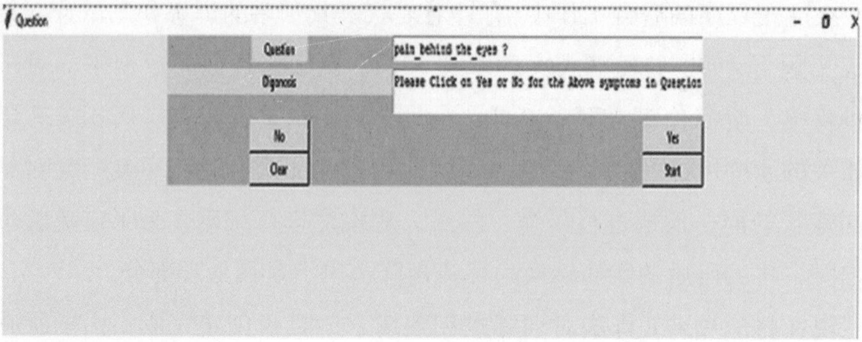


```
increased_appetite ?

yes
['You may have Diabetes ']

symptoms present  ['increased_appetite']

symptoms given ['fatigue', 'weight_loss', 'restlessness', 'lethargy',
'irregular_sugar_level', 'blurred_and_distorted_vision', 'obesity',
'excessive_hunger', 'increased_appetite', 'polyuria']

 The model suggests:

 Consult  ['Dr. Anshul Gupta']

 Visit  ['https://www.practo.com/delhi/doctor/dr-anshul-gupta-ear-nose-
 throat-ent-specialist-1?specialization=Ear-Nose-Throat%20(ENT)
 %20Specialist&practice_id=712546']
```

图 9.7　症状问题和诊断输出界面

9.6　小结

本章介绍了几种 ML 算法的概念和工作原理，并将其应用于乳腺癌数据集。由此得出结论，在生物医学研究中实现 ML 是非常有益的，在所研究的三种算法中，DT 在乳腺癌数据集上的效果最好。

在应用相同的算法创建医疗聊天机器人时，发现算法的准确性较高，但改变数据集可以提供更好的诊断结果。这个医疗聊天机器人系统在未来可以更好地应用于诊断和医疗保健。

通过在生物医学领域 ML 的不断深入研究，可以促进其未来的快速发展，因为乳腺癌数据集 ML 结果的应用和医疗聊天机器人的案例都展示了很好的相关应用前景，深度学习方法在生物医学领域的应用将不断增加。它可以帮助解决难度非常高的问题，例如使用细胞图像可视化预测癌症、能够提醒患者或医生的高级预测和诊断系统以及如何用药等[19]。使用深度学习中的人工神经元网络计算结果是可行的[18,20]。因此，在生物医学领域，应用快速处理的人工智能计算机系统是非常有利的。

关键词

- 决策树
- 医疗聊天机器人
- K-近邻
- 机器学习
- 机器学习算法
- 支持向量机

参考文献

1. Samuel, A. L., (1967). Some studies in machine learning using the game of checkers. II-recent progress. *IBM Journal of Research and Development, 11*(6), 601–617.
2. Mitchell, T. M., (1999). Machine learning and data mining. *Communications of the ACM, 42*(11).
3. Larranaga, P., Calvo, B., Santana, R., Bielza, C., Galdiano, J., Inza, I., & Robles, V., (2006). Machine learning in bioinformatics. *Briefings in Bioinformatics, 7*(1), 86–112.
4. Olson, R. S., La Cava, W., Mustahsan, Z., Varik, A., & Moore, J. H., (2017). *Data-Driven Advice for Applying Machine Learning to Bioinformatics Problems.* arXiv preprint arXiv:1708.05070.
5. Kotsiantis, S. B., Zaharakis, I., &Pintelas, P., (2007). Supervised machine learning: A review of classification techniques. *Emerging Artificial Intelligence Applications in Computer Engineering, 160*, 3–24.

6. Jiao, Y., & Du, P., (2016). Performance measures in evaluating machine learning based bioinformatics predictors for classifications. *Quantitative Biology, 4*(4), 320–330.
7. Barlow, H. B., (1989). Unsupervised learning. *Neural Computation, 1*(3), 295–311.
8. Chapelle, O., Scholkopf, B., & Zien, A., (2009). Semi-supervised learning. In: Chapelle, O., et al., (eds.), (2006) [book reviews]. *IEEE Transactions on Neural Networks, 20*(3), 542–542.
9. Kaelbling, L. P., Littman, M. L., & Moore, A. W., (1996). Reinforcement learning: A survey. *Journal of Artificial Intelligence Research, 4*, 237–285.
10. Aha, D. W., Kibler, D., & Albert, M. K., (1991). Instance-based learning algorithms. *Machine Learning, 6*(1), 37–66.
11. Bishop, C. M., (2013). Model-based machine learning. *Philosophical Transactions of the Royal Society A: Mathematical, Physical, and Engineering Sciences, 371*(1984), 20120222.
12. Kotsiantis, S. B., Kanellopoulos, D., & Pintelas, P. E., (2006). Data preprocessing for supervised leaning. *International Journal of Computer Science, 1*(2), 111–117.
13. Friedl, M. A., & Brodley, C. E., (1997). Decision tree classification of land cover from remotely sensed data. *Remote Sensing of Environment, 61*(3), 399–409.
14. Amari, S. I., & Wu, S., (1999). Improving support vector machine classifiers by modifying kernel functions. *Neural Networks, 12*(6), 783–789.
15. Dudani, S. A., (1976). The distance-weighted k-nearest-neighbor rule. *IEEE Transactions on Systems, Man, and Cybernetics*, (4), 325–327.
16. Mangasarian, O. L., & Wolberg, W. H., (1990). Cancer diagnosis via linear programming. *SIAM News, 23*(5), 1 & 18.
17. William, H. W., & Mangasarian, O. L., (1990). Multi surface method of pattern separation for medical diagnosis applied to breast cytology. *Proceedings of the National Academy of Sciences, U.S.A., 87*, 9193–9196.
18. Lan, K., Wang, D. T., Fong, S., Liu, L. S., Wong, K. K., & Dey, N., (2018). A survey of data mining and deep learning in bioinformatics. *Journal of Medical Systems, 42*(8), 139.
19. Lavecchia, A., (2015). Machine-learning approaches in drug discovery: Methods and applications. *Drug Discovery Today, 20*(3), 318–331.
20. Min, S., Lee, B., & Yoon, S., (2017). Deep learning in bioinformatics. *Briefings in Bioinformatics, 18*(5), 851–869.
21. Gupta, R., Khari, M., Gupta, D., & Crespo, R. G., (2020). Fingerprint image enhancement and reconstruction using the orientation and phase reconstruction. *Information Sciences*.
22. Khari, M., Garg, A. K., Crespo, R. G., & Verdú, E., (2019). Gesture Recognition of RGB and RGB-D Static Images Using Convolutional Neural Networks. *International Journal of Interactive Multimedia & Artificial Intelligence, 5*(7).

第十章

生物医学遥测天线的应用

SARITA AHLAWAT and GARIMA SRIVASTAVA

Ambedkar Institute of Advanced Communication Technologies and Research, Delhi–110031, India, E–mail: saritaahlawat4@gmail.com (S. Ahlawat)

摘要

在本章中,您将了解各类用于生物医学的天线。在无线频段运行的无线生物医学遥测系统因其在医院、家庭或其他外部环境下医疗系统领域的良好应用而备受关注。早期的医疗设备与外部监控设备之间普遍采用有线通信方式,这种方式主要影响了患者的舒适度和便利性。因此,具有无线通信功能的生物遥测装置似乎是改善患者体感的持续可用、环境适应的好办法。目前,随着用于病人体表、体内、体周的医疗设备无线通信功能的快速变革,医疗无线遥测系统更趋完善。无线医疗设备的集成天线根据其在患者身体上的放置部位和作用可分为三类:可穿戴天线、可植入天线和可摄入天线。这些天线在生物医学应用中正占据着非常重要的地位,其用途正在迅速扩大,以满足无线医疗设备的技术需求。因此,这些天线将在未来的生物医学领域获得巨大的、性能可靠的应用发展。

10.1 引言

无线生物医学传感技术使得患者能够更舒适地接受定期的远程监测，成为医疗保健体系中一种前景广阔的选择。天线作为生物医学无线遥测系统中的重要组成部分，它使得各种不同的无线医疗设备的应用成为可能。

集成在无线医疗设备中的天线根据其在患者体表或体内的位置可分为三种类型：

1. 可穿戴天线　此类天线可以被放置在体表，也可以作为衣物的一部分进行穿戴。前者的应用为，将设计好的天线集成到医疗设备中，并最终佩戴到人体上。后者的应用为，将天线编织进个人服装，同时具备日常穿着的功能。可穿戴医疗设备种类繁多，如温度监测器、加速计等。

2. 可植入天线　此类天线附着在植入物上，植入人体内以实现原有功能。植入的深度变化对天线具有更高的性能要求。全球各地有数百万人依赖于植入医疗设备来支持并改善他们的生活方式。医用植入器械被广泛应用于心脏起搏器、刺激器、视网膜植入等不同的领域。随着技术的快速发展，医用植入器械将会在世界各地得到更加广泛的应用。

3. 可摄入天线　此类天线大多集成到胶囊状的医疗设备中，类似普通药丸一样服下，并将图像传输到患者体外，进行下一步诊断。人们对无线胶囊内窥镜在胃肠道诊疗检查中的应用很感兴趣。在这种检查方式中，患者服下胶囊后，胶囊会将图像和视频传输到体外，并进行健康监测。可摄入胶囊的无线通信是在其沿胃肠道运动的过程中，实时同步完成。

可穿戴、可植入和可摄入设备的主要目的是提供一个持续舒适的健康监测系统，显著改善患者的生活方式。随着信息通信技术集成化（ICTs）的快速发展，设计和集成微型医疗设备方面获得了显著的提高，这些设备可以放置在患者的体内、体表或身体周围，并不会引起任何的不适。

10.2 天线的基本原理

天线就像一个转换器,它能够在空间和发射/接收系统的接口处将电信号转换为电磁能量波,反之亦然。并且也可以优化特定方向的辐射效率,减少其他方向的辐射效率。

以下是天线性能的各项参数:

- **天线方向图**:采用函数或图形表示,反映天线作为空间坐标函数的辐射属性。它通常包括辐射场强度、辐射场密度、功率通量等。通常,辐射模式是在远场区域确定的,并表示为方向坐标的函数。
- **天线周围的电磁辐射场**:由三个区域组成。

第一个区域,即电抗近场区,以电抗性场为主的区域,区域范围是 $R < 0.62\sqrt{D^3/\lambda}$,其中 λ 为波长,D 为辐射器的最大口径。第二个区域,即辐射近场(Fresnel)区域,是辐射场作为主要作用的区域,在该区域中,电磁场在不同角度上的分布和它离天线的距离有关。这个区域的范围是 $R < 2D^2/\lambda$。第三个区域,即远场(Fraunhofer)区域,电磁场在不同角度上的分布和它离天线的距离无关,此区域距天线的距离大于 $2D^2/\lambda$。如图 10.1 所示。

- **方向性**:天线在给定方向上的辐射强度与各方向平均辐射强度之比。
- **输入阻抗**:既可定义为一对输入阻抗两端的电压与电流之比,也可定义为将某一点的电场分量与磁场分量之比。
- **反射系数**:可定义为反射波振幅与入射波振幅之比。

它可用来表示发射功率被传输到作为发射系统负载的天线的效率。

$$RL = -20\log|\Gamma|\ (dB)$$

其中, $|\Gamma|$ is $= \dfrac{V_o^-}{V_o^+} = \dfrac{Z_L - Z_o}{Z_L + Z_o}$

$|\Gamma|$ 为反射系数,V_o^+ 为入射电压。

生物电子学在医疗器械领域的应用

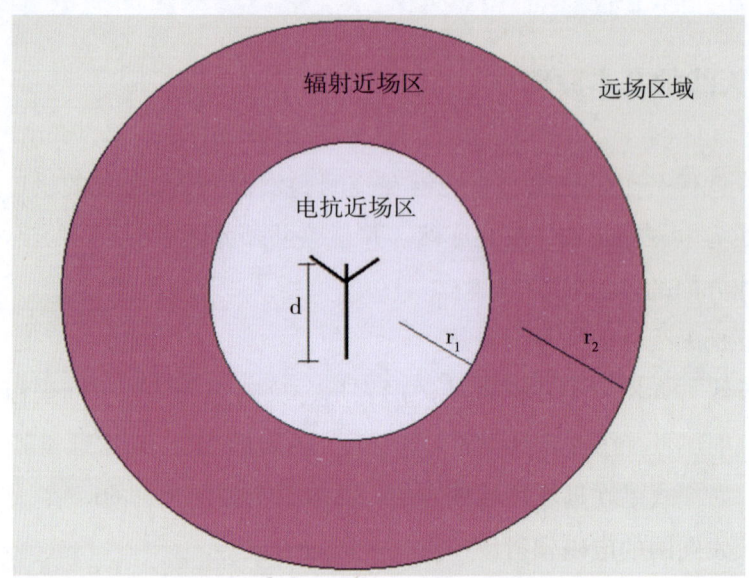

图 10.1 天线周围电磁辐射场的三个区域

- **带宽**：它是与中心频率相邻的频率范围，在该频率范围内，天线性能参数（如输入阻抗、反射系数等）确定中心频率处的可接受标准值的集合。

10.3 可穿戴天线

10.3.1 天线设计

可穿戴天线的设计需要考虑以下几项参数。学术界和工业界均对可穿戴天线有所研究；目前已有文献介绍了该领域的研究成果，这些研究涉及可穿戴天线的设计，及其与外部监测/控制设备和其他可穿戴天线间的通讯能力。

1. 工作频率的规定 联邦通信委员会（FCC）是一家监管机构，分配 608～614、1395～1400 和 1427～1432MHz 频段给无线医疗遥测服务（WMTS）领域，并为美国的工业、科学和医疗（ISM）应用分配了 902～928 和 2400.0～2483.5MHz 频段。此外，电子通信委员会

（ECC）为欧洲的工业科学医疗频段（ISM）应用分配了 433.1 ～ 434.8 和 868.0 ～ 868.6MH 频段。

2. 天线和材料的特性　可穿戴天线主要放置于体表，来协助无线医疗系统的使用。体表通信通常选择使用贴片天线和环状天线，因为它们在形状和尺寸上具有很好的舒适性和灵活性。另外，小型化平面单极天线（λ/4 长度）在不同形式的体表通路和各种身体姿势中都表现出更好的塑形能力。它之所以拥有更好的性能，是因为单极天线的辐射模式是全方向的，更适用于各种无线链路特性未知的情况。在某些医疗应用中，通常会使用定向平面倒 F 天线（PIFA）的几何结构。这是因为该方法具有与最大辐射方向的更好同步，与单极天线相比能减少无线链路损耗。锥形槽天线（TSA）使用两个分叉的锥形槽，可以在 3.1 ～ 10.6GHz 的频率范围内实现比传统共面波导馈电的宽带天线更理想的阻抗匹配[1]。由于其在工作频段内的弱共振特性，锥形槽天线的群延时偏差较小。此外，锥形槽天线的辐射模式抗干扰性强，更适合于应用。

在考虑到材料的兼容性时，需要植入的天线应该很容易地附着在人体或衣服上。而且这些天线的材料，集成至医疗设备中被用作体表通讯系统时毫无影响。这些天线具有价格便宜、易于弯曲、低剖面等特点。因此，日常穿着型的可穿戴天线通常会选用更易于附着的纺织天线。一些电子纺织品在拥有纺织品的物理特性的同时，又拥有电子产品的功能，这有助于纺织天线的制作[2]。对于电子纺织品的制作工艺来说，其电子特性（如材料的导电性）和机械特性（如材料的柔韧性）都非常重要。将导电性集成到纺织品中最常用的方法是缝合、编织、针织和印刷。本章结尾部分将更为详细地介绍一种由纺织材料制成的超宽带天线[3]。该天线是一种"全纺织"天线，因为这种织物既用于衬底，也用于导电部件。现有文献 [4] 中提及的平面纺织天线的主要缺点之一是它们需要一根连接收发器的同轴电缆。

这种馈电方法是刚性的，因此对于佩戴天线的病人来说不太舒服。为了解决这种馈电方式的缺点，可以选用优于同轴馈电的微带馈线结构技术，在天线底部平板的孔内进行馈电。本章末尾给出了第一个使用纺织材料的孔径耦合贴片天线（ACPA），并总结了 Hertleer 等人使用孔径耦合提高效率的方法[5]。

3. **人体的影响** 可穿戴天线的功能取决于它与人体组织的接近度。参考文献 [6-8] 详细讨论了一些常见的问题，如天线失谐、辐射模式的改变和辐射效率的下降。为了清楚地了解可穿戴天线与人体组织之间的相互作用，研究人员对这些天线被置于人体附近后的性能进行了研究。

天线若要用于生物医学遥测，必须不受频率失谐的影响。因此，宽带天线成为人们设计可穿戴天线时的研究热点。需要注意的是，超宽带天线的设计与窄带天线不同，它是由其反射系数（S_{11}）的特性以及其维持脉冲形状的能力决定的。因此，超宽带天线系统应具有更宽的阻抗带宽，并具有稳定、高效的性能。

另外，可利用电磁带隙（EBG）衬底来设计可穿戴天线，以极大地减少人体吸收的辐射，从而获得理想的天线增益，具体细节将在本章结尾部分给出[9,10]。

4. **天线分集** 在持续健康检测中，高频率的通讯往往需要多样化的天线。因此，将来自多个独立天线的信号以不同的方式集成为一个独特信号的技术（即天线分集），正成为更具吸引力的选择。该技术可以通过不同的方式实现。它可以通过部署不同的天线来实现，即空间分集；可以通过不同方向图的辐射特性，即方向图分集；或者通过不同类型的极化来实现，即极化分集。空间分集是通过在发射端或接收端使用多个天线来实现的。

阅读文末的参考文献 [11] 可以更深入地理解这一技术。形式分集是通过在一个或单独的辐射器中使用不同的辐射方式实现的。最后，极化分集是通过一个具有多个极性的天线或是多个拥有不同极性的天线来实现的。

将多种天线技术进行结合的主要目的是将信道衰减降至最小，并且在功率传输方面建立高效的连接通道。衰减问题可能是由于人体各部分的移动特性、极化失配以及信号在非均匀身体结构和周围环境中的散射而导致的。分集技术是用来补偿衰落信道损耗的。而分集技术的改善效果通常用分集增益（DG）来进行量化。

10.3.2 信道建模

有两种可行的通讯通道可以为可穿戴医疗设备提供通讯支持:

1. 体表通道　用于在无线医疗系统中为可穿戴医疗设备及其部件提供无线通讯模式。

其包括体表传播路径以及人体局部环境（室内或室外）的散射路径。

2. 体外通道　这些通道用于提供可穿戴医疗设备和其外部控制设备之间的无线通信，并处理在人体周围传播的电磁波。

例如，在使用生物医学遥测时，可穿戴医疗设备可以通过体表和体外传播通道与可穿戴设备之间进行通信。在这种情况下，可穿戴设备可以作为一个控制器，在体表设备和远端基站之间传输数据。

与开放空间中两个天线之间的传播相比（例如在蜂窝电话和蜂窝基站之间的传播），体表和体外信道中的波传播要复杂得多。首先，人体的动态特性十分显著。在日常活动中，人体的动作可能颇为明显，在某些情况下（例如运动时）则更为剧烈。即使是站立或坐着，人体也会有一些小动作。因此，无线链路的特性和整体性能会受到这些动作的影响。

此外，由于个体间结构差异性和介电特性的变化，以及组织的介电特性随频率的变化，与人体相关的数值计算十分复杂。精确模拟身体姿势和动作也极具挑战性。因此，有必要开发精确、通用的信道模型，以便为可穿戴医疗设备设计可靠且强劲的通信链路。

10.4　可植入天线

10.4.1　天线设计

可植入天线是广泛应用于医疗设备的天线之一，这些设备通常用作持续健康监测。设计可植入天线时，需要考虑工作频率的选择、生物相容性、电子器件和功耗等因素。

1. 工作频率的选择　国际电信联盟的无线电通信建议 SA–1346[12] 为医

疗植入通信系统（MICS）分配了 402～405MHz 频段用于体内通信。此外，2400～2500MHz 频段也被用作 ISM 通讯系统。这些频段是根据天线在人体上的排列和位置来选择的，跟所需的通信能力有关。

2. 天线的类型和材料　在无线生物遥测系统中，天线类型和材料的选择尤为重要。植入的天线必须具有生物相容性，以保证被监测患者的安全水平。在大多数情况下，贴片设计是首选，因为这种设计兼具灵活性和一致性。此外，由于皮肤组织、肌肉和脂肪的特性不同，人体具有很大的非均质性特征。由于植入的天线可能与周围组织直接接触，容易导致金属化短路，人体内部物质的这些变化也会极大地影响天线的性能，因此，需要另放置一个绝缘层，以保证天线所需的生物相容性，并隔绝导电散热器（图 10.2）。常用的生物相容性材料包括具有介电常数的特氟隆、玻璃陶瓷和氧化铝陶瓷。在天线设计中，实现生物相容性的另一种方法是用一层薄薄的生物相容性材料包裹所需的天线（图 10.2b）。

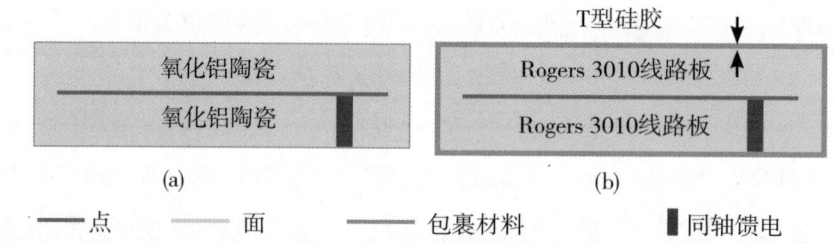

图 10.2　在实际应用中解决生物相容性问题的两种方法：（a）采用生物兼容材料的天线；（b）采用生物相容性材料包裹的天线[72]

3. 小型化　这是设计供无线医疗遥测系统使用的可植入天线时最重要的因素。这对体内通信应用而言十分理想，可用于持续进行血糖监测。

在设计体内、体表和体周通信系统时，以下几项技术可以实现可植入天线的小型化：

（1）使用具有高介电常数的介电基板/衬板：高介电常数介电基板/衬板是压缩可植入发射器尺寸最常用的方法。这种基板/衬板的高介电常数降低了有效波长，从而使谐振频率降低到较低的频率值。常用基板为

Rogers 公司的 R03210/R03010/6002，其相对介电常数为 10.2。

（2）增加发射器的流动电流路径：另一种方法则是利用曲流/螺旋线/槽合并来减小尺寸。

当流经发射器表面的电流路径增加时，谐振频率降至较低频率，从而减小尺寸。

（3）加入无功负荷进行阻抗匹配：可通过加载方法获得阻抗匹配。例如，在 https: //doi.org/10.1007/s41870-018-00276-5 一文中，天线设计通过使用电容负载显著减小天线尺寸。在辐射贴片结构和接地平面之间的短路引脚可以显著减小天线的尺寸。

（4）更高的工作频率：人们已分配了若干个更高的频率范围，以获得所需应用的小型化操作。此外，更高的工作频率使得更宽的通信带宽能用于高数据率的通信。但与此同时，由于人体生物组织的特性，更高的工作频率也带来了更大的衰减。因此，为了满足监测的需求，应仔细考虑尺寸缩小和天线周围介质带来的信号衰减问题，并在两者之间进行权衡。

（5）对患者安全的考虑：在任何医疗保健系统中，患者安全都是首要的。该指标可通过每单位质量消耗的可植入天线入射功率量来监测。电磁辐射的比吸收率（SAR）是常用于测量单位质量组织能量沉积速率，并确保其符合与患者安全问题有关的标准国际指南。电磁辐射的比吸收率描绘了可植入天线在人体内产生的电场强度分布。在从可植入设备进行传输信息时，必须严格遵守比吸收率的两项限制要求（每 1g 平均 1.6W/kg 和每 10g 平均 2W/kg）。物体的几何形状和成分对精确计算场强和精确测量比吸收率方面起着重要作用。

电磁辐射的峰值比吸收率的定义为：

$$\text{SAR}(r_0) = \frac{1}{2} \frac{\sigma'_e(r_0) |E(r_0)|^2}{\rho(r_0)}$$

其中 r_0 为测量点，σ_e 为周围材料的电导率，ρ 为介质的质量密度，$\frac{1}{2} \sigma'_e |E|^2$ 为测量点 r_0 处的吸收功率平均密度。

10.4.2 信道建模

可植入天线的生物医学遥测信道建模是生物遥测系统的难点之一。相比于开放空间的传播，在各种人体组织内的传播由于其多样的电特性而完全不同，且容易损耗。因此，考虑电磁场在体内传播的折射、衍射、反射和吸收对信道建模十分重要。

10.5 可摄入天线

治疗胃肠道疾病的传统方法会给患者造成严重的不适。因此，研究人员高度重视开发可摄入天线，这种天线可集成到胶囊中，并可吞咽，以检查整个消化道。

10.5.1 天线设计

1. 工作频率的选择 科学界非常关注可摄入天线工作频率选择。例如，可以通过增大天线的工作频率来提高效率。另一方面，由于天线在人体组织中运行，其工作频率越高，身体吸收的辐射也会越多。此外，工作频率高，也会降低通信能力，且需要更大的电压支持，反而会影响患者的安全。

2003 年的一文[15]中详细介绍了，人体内的可摄入天线在 150.00MHz ～ 1.20GHz 频段对人体周围组织有相当大的影响。天线频率在 450 ～ 900MHz 的频率范围内时，体内存在显著的辐射，同时，体外的辐射强度的分布类似于高斯分布。即使在这篇参考文献中，工业科学医疗频段（ISM）的工作频率范围是从 434.0 ～ 915.0MHz，这些频段也不适合数字视频传输。另一方面，2.450GHz 频段具备更好的视频信号传输效果，可用于 WLAN 和蓝牙应用（技术）、天线/辐射器、摄像机模块和其他射频电子组件。最后，高频传输技术大大减少了天线和电子元件的尺寸，从而实现了可摄入设备在医疗应用中的有效集成。因此，2.45GHz 波段似乎是一个颇有前途的解决方案。例如，本章结尾的参考文献 [16] 中就讨论了一种采用 2.4GHz 频段的无线胶囊内窥镜的集成电路设计。

2. 天线的类型和材料　在无线胶囊内窥镜系统中，稳定而准确的健康监测十分重要。为了从无线胶囊内窥镜中获取准确实时的信息，可摄入天线必须采用全向辐射模式和圆极化的方式。与可植入天线相比，这种方式可以最大限度地降低方向对天线接收数据的干扰。当吞下的胶囊沿着胃肠道移动时，其位置和方向是不确定的。因此，在生物医学领域，可摄入天线更适于采用各向同性辐射场模式。

考虑到上述因素，正常模式螺旋天线最常用于此类用途。由于无线胶囊内窥镜系统需要传输实时、高分辨率的数据，因此需要小型化和宽带宽的天线。例如，在本章末尾参考文献 [17] 中，详细介绍了工作频率在 500MHz 的可吞咽胶囊内窥镜系统的宽带螺旋天线。

虽然时域有限差分法（FDTD）能够在相应几何形状中建模解剖学上的详细人体结构，但在建模小尺寸天线方面仍存在许多问题。可摄入天线与可植入天线一样，都必须具有生物兼容性，以维持患者的生活质量。因此可摄入天线、传感器、摄像头和其他电子元件必须组装在一个外壳内。结果表明，胶囊外壳和电路对可摄入天线性能的影响可以忽略不计。

3. 对患者安全的考虑　在设计高频可摄入天线时需特别注意安全指南。在本章末尾的参考文献 [18] 中还讨论了可摄入天线的比吸收率和温升两项参数在 430.0MHz～3.0GHz 频率范围内的性能。结果表明，在可摄入天线装置附近，可以观察到较高的比吸收率和温升值。

4. 定位和方向注意事项　身体内部位置和天线方向的不同会影响可摄入天线的性能。参考文献 [15] 详细讨论了这些定位和定向效应，其中使用时域有限差分法对一名男性受试者和尺寸直径为 8mm、长度为 4mm、螺距为 1mm 的可摄入单丝螺旋天线进行了数值研究。频率范围从 150MHz～1.2GHz。近场和远场的结果表明，人体前部的辐射强度最大。此外，近场和远场之间没有直接的关系。垂直极化波相比其对应波必然会遭受衰减。因此，通过在指定的工作频带内进行适当的天线定位，可以提高它们的性能。

10.5.2 信道建模

为了获得理想的性能,需要重点关注医疗设备的集成的可摄入天线与外部监控/控制装置的外部天线之间的信道建模。

考虑到远场通信,链路功率预值可以用以下方式描述:

$$\text{Link margin (dB)} = \text{Link } C/N_0 - \text{Required } C/N_0$$
$$= P_t + G_t - L_f + G_r - N_0$$
$$- E_b/N_0 - 10\log_{10} B_r + G_c - G_d$$

其中 P_t 为发射天线的功率,G_t 为发射天线的增益,G_r 为接收天线的增益,L_f 为(自由空间中的)路径损耗,N_o 为噪声功率谱密度。

根据信号在自由空间信号强度中沿发射和接收天线间隔长度移动时的强度衰减,可得路径损耗如下:

$$L_f \text{(dB)} = 20\log\left(\frac{4\pi d}{\lambda}\right)$$

其中,d 为收发天线之间的间隔长度。若考虑阻抗失配损耗:

$$L_{\text{imp}} \text{(dB)} = -10\log(1 - |\Gamma|^2)$$

其中,Γ 为适当的反射系数。

并且:

$$\alpha = \text{Re}(\gamma) = \text{Re}\left(j\omega\sqrt{\mu\varepsilon}\sqrt{1 - j\frac{\sigma}{\omega\varepsilon}}\right)$$

E 和 σ 分别为介质在角频率为 ω 时的介电常数和电导率值。

上述公式同时考虑到周围材料的相应异质结构,可用于评估人体内部的通信链路性能。信号在向人体外传播时,电导率和介电常数的值会随人体组织的不同而改变。

10.6　小结及未来研究方向

天线是生物医学无线医疗系统中非常重要的组成部分。根据天线的设计和定位的不同，天线被分为三类，即可穿戴天线、可植入天线和可摄入天线。在天线设计和信道建模领域的研究为将这些天线纳入各种医疗应用提供了一定的支撑。新的研究方向也可以进一步优化天线的应用。

可穿戴天线便于与外部设备进行双向通信。在可穿戴天线方面，织物天线和电子纺织材料方面值得进行进一步研究，争取在电子产品的可清洗包装、持久互连和长期运行方面使其传输更可靠。超材料可用于减少表面电流，从而减少天线与人体的耦合，提高天线的通信链路性能。

可植入天线是生物遥测系统中应用最为广泛的天线。早期，人们热衷于使用感应式通信链路来实现设备之间的通信。但是，这些通信链路存在通信距离短、数据传输速率低、患者不适感严重等缺点。因此，基于射频链路的无线医疗系统似乎是生物遥测应用中一个更好的研究方向。远程监测系统使得远程诊断和疾病治疗成为可能，也缩短了住院时间。电小天线具有低辐射分布和窄带宽的特点。因此，多波段天线的设计对于收集能量和提高设备的使用寿命也具有重要意义。通过使用更有效的仿真工具和人体组织模型，可以进一步考虑可植入天线的设计和性能分析。在活体动物体内进行实验测试十分复杂，需要仔细考量以创建有效的测试方案。

为了使胃肠道的诊断更加可靠高效，科学界对可摄入天线进行了研究。在可摄入天线方面，可以进一步研究辐射特性、天线位置和方向之间的关系。一些不确定性需予以考虑，如手臂的位置可能影响近场，或衣服的存在可能影响温度上升。本章给出了电磁波在自由空间中的传播作为无线传播现象的基础，未来可以对可摄入天线的无线通信链路进行更广泛的研究。

关键词

- 轴向比（AR）带宽
- 圆偏振
- 可植入天线
- 工业科学及医疗频段
- 可摄入天线
- 微带贴片天线
- 小型化
- 射频（RF）

参考文献

1. Chen, Z. N., (2005). Novel bi-arm rolled monopole for UWB applications. *IEEE Trans. Antennas Propag., 53*(2), 672–677.
2. Klemm, M., Locher, I., & Tröster, G., (2004). A novel circularly polarized textile antenna for wearable applications. In: *7ᵗʰ Europ Microw Week* (pp. 137–140). Amsterdam, the Netherlands.
3. Osman, M. A. R., Rahim, M. K. A., Samsuri, N. A., Salim, H. A. M., & Ali, M. F., (2011). Embroidered fully textile wearable antenna for medical monitoring applications. *Prog. Electrom. Res., 117*, 321–337.
4. Tronquo, A., Rogier, H., Hertleer, C., & Van, L. L., (2006). A robust planar textile antenna for wireless body plans operating in the 2.45-GHz ISM band. *Inst. Elect. Eng. Electron. Lett., 42*(3), 142–143.
5. Hertleer, C., Tronquo, A., Rogier, H., Vallozzi, L., & Van, L. L., (2007). Aperture-coupled patch antenna for integration into wearable textile systems. *IEEE Antennas Wireless Propag. Lett., 6*, 392–395.
6. Scanlon, W. G., & Evans, N. E., (2001). Numerical analysis of body worn UHF antenna systems. *IEE Electron Commun. Eng. J., 13*(2), 53–64.
7. Okoniewski, M., & Stuchly, M. A., (1996). A study of the handset antenna and human body interaction. *IEEE Trans. Microw. Theory Tech., 44*(10), 1855–1864.
8. Wong, K. L., & Lin, C. I., (2005). Characteristics of a 2.4-GHz compact shorted patch antenna in close proximity to a lossy medium. *Microw. Opt. Technol. Lett., 45*(6), 480–483.
9. Salonen, P. O., Yang, F., Rahmat-Samii, Y., & Kivikoski, M., (2004a). WEBGA-Wearable electromagnetic band-gap antenna. *IEEE Antennas Propag. Int. Symp., 1*, 451–454.

10. Zhu, S., & Langley, R., (2009). Dual-band wearable textile antenna on an EBG substrate. *IEEE Trans. Antennas Propag.*, *57*(4), 926–935.
11. Khan, I., Hall, P. S., Serra, A. A., Guraliuc, A. R., & Nepa, P., (2009). Diversity performance analysis for on-body communication channels at 2.45 GHz. *IEEE Trans. Antennas Propag.*, *57*(4), 956–963.
12. International Telecommunications Union-Radio Communications (ITU-R), (1998). *Recommendation ITU-R SA.1346.*
13. Karacolak, T., Cooper, R., & Topsakal, E., (2009). Electrical properties of rat skin and design of implantable antennas for medical wireless telemetry. *IEEE Trans. Antennas Propag.*, *57*(9), 2806–2812.
14. Karacolak, T., Cooper, R., Butler, J., Fisher, S., & Topsakal, E., (2010). In vivo verification of implantable antennas using rats as model animals. *IEEE Antennas Wireless Propag. Lett.*, *9*, 334–337.
15. Chirwa, L. C., Hammond, P. A., Roy, S., & Cumming, D. R. S., (2003a). Electromagnetic radiation from ingested sources in the human intestine between 150 MHz and 1.2 GHz. *IEEE Trans. Biomed. Eng.*, *50*, 484–492.
16. Xie, X., Li, G., Chen, X. K., Li, X. W., Chi, B. Y., & Han, S. G., (2004). A novel low power IC design for bi-directional digital wireless endoscopy capsule system. *IEEE Int. Workshop Biomed. Circuit. Syst.*, 185–188.
17. Lee, S. H., Lee, J., Yoon, Y. J., Park, S., Cheon, C., Kim, K., & Nam, S., (2011). A wideband spiral antenna for ingestible capsule endoscope systems: Experimental results in a human phantom and a pig. *IEEE Trans. Biomed. Eng.*, *58*(6), 1734–1741.
18. Xu, L., Maz, M. Q. H., Ren, H., & Chan, Y., (2008b). Radiation characteristics of ingested wireless device at frequencies from 430 MHz to 3 GHz. *IEEE Conf. Eng. Med. Biol. Soc.*, 1250–1253.
19. Abadia, K., Merli, F., Zurcher, J. F., Mosig, J. R., & Skrivervik, A. K., (2009). 3D Spiral small antenna design and realization for biomedical telemetry in the MICS band. *Radio Engineering*, *18*(4), 359–367.
20. Abbasi, Q. H., Alomainy, A., & Hao, Y., (2011b). Characterization of MB-OFDM-based ultra-wideband systems for body-centric wireless communications. *IEEE Antennas Wireless Propag. Lett.*, *10*, 1401–1404.
21. Abbasi, Q. H., Sani, A., Alomainy, A., & Hao, Y., (2010). On-body radio channel characterization and system-level modeling for multiband OFDM ultra-wideband body-centric wireless network. *IEEE Trans. Microw. Theory Tech.*, *58*(12), 3485–3492.
22. Abbasi, Q. H., Sani, A., Alomainy, A., & Hao, Y., (2011a). Experimental characterization and statistical analysis of the pseudo dynamic ultra-wideband on-body radio channel. *IEEE Antennas Wireless Propag. Lett.*, *10*, 748–751.
23. Ahlawat, S., Srivastava, G., & Kumar, G., (2019). *Int. J. Inf. Tecnol.* https://doi.org/10.1007/s41870-018-00276-5 (accessed on 29 July 2020).
24. Alomainy, A., & Hao, Y., (2009). Modeling and characterization of biotelemetric radio channel from ingested implants considering organ contents. *IEEE Trans. Antennas Propag.*, *57*, 999–1005.
25. Alomainy, A., Hao, Y., & Pasveer, F., (2007a). Numerical and experimental evaluation of a compact sensor antenna for healthcare devices. *IEEE Trans. Biomed. Circ. Syst.*, *1*(4), 242–249.
26. Alomainy, A., Hao, Y., Owadally, A., Parini, C. G., Nechayev, Y., Constantinou,

C. C., & Hall, P. S., (2007b). Statistical analysis and performance evaluation for on-body radio propagation with microstrip patch antennas. *IEEE Trans. Antennas Propag., 55*(1), 245–248.

27. Alomainy, A., Hao, Y., Parini, C. G., & Hall, P. S., (2005). Comparison between two different antennas for UWB on-body propagation measurements. *IEEE Antennas Wireless Propag. Lett., 4*, 31–34.
28. Alomainy, A., Sani, A., Rahman, A., Santas, J. G., & Hao, Y., (2009). Transient characteristics of wearable antennas and radio propagation channels for ultra-wideband body-centric wireless communications. *IEEE Trans. Antennas Propag., 57*(4), 875–884.
29. Attiya, A. M., & Safaai-Jazi, A., (2004). Simulation of ultra-wideband indoor propagation. *Microw. Opt. Technol. Lett.*, 42(2), 103–108.
30. Balanis, C. A., (2002). *Antenna Theory: Analysis and Design* (2nd edn.). New York: Wiley.
31. Chan, Y., Meng, M. H., Wu, K. L., & Wang, X., (2005). Experimental study of radiation efficiency from an ingested source inside a human body model. *IEEE Eng. Med. Biol. Soc.*, 7754–7757.
32. Chen, Z. N., (2007). *Antennas for Portable Devices*. New York: Wiley.
33. Chirwa, L. C., Hammond, P. A., Roy, S., Cumming, D. R. S., (2003b). Radiation from ingested wireless devices in biomedical telemetry bands. *IEEE Electron. Lett., 39*(2), 178–179.
34. Conway, G. A., & Scanlon, W. G., (2009). Antennas for over-body-surface communication at 2.45 GHz. *IEEE Trans. Antennas Propag., 57*(4), 844–855.
35. Fort, A., Desset, C., Ryckaert, J., De Doncker, P., Van, B. L., & Donnay, S., (2005). Ultra-wide-band body area channel model. *IEEE Int. Conf. Commun., 4*, 2840–2844.
36. Gemio, J., Parron, J., & Soler, J., (2010). Human body effects on implantable antennas for ISM bands applications: Models comparison and propagation losses study. *Prog. Electrom. Res., 110*, 437–452.
37. Hall, P. S., Hao, Y., Nechayev, Y. I., Alomainy, A., Constantinou, C. C., Parini, C., Kamarudin, M. R., et al., (2007). Antennas and propagation for on-body communication systems. *IEEE Antennas Propag. Mag., 49*(3), 41–58.
38. Hu, Z. H., Nechayev, Y. I., Hall, P. S., Constantinou, C. C., & Hao, Y., (2007). Measurements and statistical analysis of on-body channel fading at 2.45 GHz. *IEEE Antennas Wireless Propag. Lett., 6*, 612–615.
39. Institute of Electrical and Electronics Engineers (IEEE), (1999). IEEE standard for safety levels with respect to human exposure to radiofrequency electromagnetic fields, 3 kHz to 300 GHz. *IEEE Standard C95.1-1999*.
40. Institute of Electrical and Electronics Engineers (IEEE), (2005). IEEE standard for safety levels with respect to human exposure to radiofrequency electromagnetic fields, 3 kHz to 300 GHz. *IEEE Standard C95.1-2005*.
41. International Commission on Non-Ionizing Radiation Protection (ICNIRP), (1998). Guidelines for limiting exposure to time-varying electric, magnetic, and electromagnetic fields (up to 300 GHz). *Health Phys., 74*, 494–522.
42. Jovanov, E., O'Donnell-Lords, A., Raskovic, D., Cox, P., Adhami, R., & Andrasik, F., (2003). Stress monitoring using a distributed wireless intelligent sensor system. *IEEE Eng. Med. Biol. Mag., 22*(3), 49–55.

43. Kawoos, U., Tofighi, M. R., Warty, R., Kralick, F. A., & Rosen, A., (2008). *In-vitro* and *in-vivo* trans-scalp evaluation of an intracranial pressure implant at 2.4 GHz. *IEEE Trans. Microw. Theory Tech., 56*(10), 2356–2365.
44. Khan, I., & Hall, P. S., (2009). Multiple antenna reception at 5.8 and 10 GHz for body-centric wireless communication channels. *IEEE Trans. Antennas Propag., 57* (1), 248–255.
45. Kim, J., & Rahmat-Samii, Y., (2004). Implanted antennas inside a human body: Simulations, designs, and characterizations. *IEEE Trans. Microw. Theory Techn., 52*(8), 1934–1943.
46. Kim, J., & Rahmat-Samii, Y., (2006). SAR reduction of implanted planar inverted F antennas with non-uniform width radiator. *IEEE Int. Symp. Antennas Propag.*, 1091–1094.
47. Kiourti, A., & Nikita, K. S., (2011). Meandered versus spiral novel miniature PIFAs implanted in the human head: Tuning and performance. In: *2nd ICST Int. Conf. Wireless Mobile Commun. Healthcare* (pp. 80–87). Kos Island, Greece.
48. Kiourti, A., & Nikita, K. S., (2012a). A review of implantable patch antennas for biomedical telemetry: Challenges and solutions. *IEEE Antennas Propag. Mag., 54*(3), 210–228.
49. Kiourti, A., & Nikita, K. S., (2012b). Miniature scalp-implantable antennas for telemetry in the MICS and ISM bands: Design, safety considerations and link budget analysis. *IEEE Trans. Antennas Propag., 60*(6), 3568–3575.
50. Kiourti, A., & Nikita, K. S., (2012c). Accelerated design of optimized implantable antennas for medical telemetry. *IEEE Antennas Wireless Propag. Lett., 11*, 1655–1658.
51. Kiourti, A., & Nikita, K. S., (2012d). Recent advances in implantable antennas for medical telemetry. *IEEE Antennas Propag. Mag., 54*(6), 190–199.
52. Kiourti, A., & Nikita, K. S., (2013). Design of implantable antennas for medical telemetry: Dependence upon operation frequency, tissue anatomy and implantation site. *Int. J. Monit. Surv. Technol., 1*(1), 16–33.
53. Kiourti, A., Christopoulou, M., & Nikita, K. S., (2011). Performance of a novel miniature antenna implanted in the human head for wireless biotelemetry. *IEEE Int. Symp. Antennas Propag.* (pp. 392–395). Spokane, Washington.
54. Kiourti, A., Psathas, K. A., Costa, J. R., Fernandes, C. A., & Nikita, K. S., (2013). Dual-band implantable antennas for medical telemetry: A fast design methodology and validation for intra-cranial pressure monitoring. *Prog. Electrom. Res., 141*, 161–183.
55. Lee, C. M., Yo, T. C., Huang, F. J., & Luo, C. H., (2009). Bandwidth enhancement of planar inverted-F antenna for implantable biotelemetry. *Microw. Opt. Technol. Lett., 51*(3), 749–752.
56. Liu, W. C., Chen, S. H., & Wu, C. M., (2008). Implantable broadband circular stacked PIFA antenna for biotelemetry communication. *J. Electromagn. Waves Appl., 22*, 1791–1800.
57. Liu, W. C., Chen, S. H., & Wu, C. M., (2009). Bandwidth enhancement and size reduction of an implantable PIFA antenna for biotelemetry devices. *Microw. Opt. Technol. Lett., 51*(3), 755–757.
58. Rajagopalan, H., & Rahmat-Samii, Y., (2010). Link budget analysis and characterization for ingestible capsule antenna. *Int. Workshop Antenna Technol.*, 1–4.
59. Rucker, D., Al-Alawi, A., Adada, R., & Al-Rizzo, H. M., (2007). A miniaturized

tunable micro strip antenna for wireless communications with implanted medical devices. *ICST 2nd Int. Conf. on Body Area Networks* (pp. 1–4). Brussels, Belgium.
60. Salonen, P., Rahmat-Samii, Y., Hurme, H., & Kivikoski, M., (2004b). Dual band wearable textile antenna. *IEEE Antennas Propag. Soc. Int. Symp.*, 463–466.
61. Sani, A., Rajab, M., Foster, R., & Hao, Y., (2010). Antennas and propagation of implanted RFIDs for pervasive healthcare applications. *Proc. IEEE, 98*(9), 1648–1655.
62. Serra, A. A., Nepa, P., Manara, G., & Hall, P. S., (2007). Diversity measurements for on-body communication systems. *IEEE Antenna Wireless Propag. Lett., 6*(1), 361–363.
63. Soontornpipit, P., Furse, C. M., & Chung, Y. C., (2004). Design of implantable micro strip antenna for communication with medical implants. *IEEE Trans. Microw. Theory Tech., 52*, 1944–1951.
64. Soontornpipit, P., Furse, C. M., & Chung, Y. C., (2005). Miniaturized biocompatible microstrip antenna using genetic algorithm. *IEEE Trans. Antennas Propag., 53*(6), 1939–1945.
65. Valdastri, P., Menciassi, A., Arena, A., Caccamo, C., & Dario, P., (2004). An implantable telemetry platform system for *in vivo* monitoring of physiological parameters. *IEEE Trans. Inf. Technol. Biomed., 8*(3), 271–278.
66. Wang, Q., & Wang, J., (2009). Performance of on-body chest-to-waist UWB communication link. *IEEE Microw. Wireless Compon. Lett., 19*(2), 119–121.
67. Warty, R., Tofighi, M. R., Kawoos, U., & Rosen, A., (2008). Characterization of implantable antennas for intracranial pressure monitoring: Reflection by and transmission through a scalp phantom. *IEEE Trans. Microw. Theory Tech., 56*(10), 2366–2376.
68. Xia, W., Saito, K., Takahashi, M., & Ito, K., (2009). Performances of an implanted cavity slot antenna embedded in the human arm. *IEEE Trans. Antennas Propag., 57*(4), 894–899.
69. Xu, L., Max, Q. H., & Ren, H. L., (2008a). Electromagnetic radiation from ingested sources in the human intestine at the frequency of 2.4 GHz. *Progress Electrom. Res. Symp.*, 893–897.
70. Xu, L., Meng, M. Q. H., & Chan, Y., (2009a). Effects of dielectric parameters of human body on radiation characteristics of ingestible wireless device at operating frequency of 430 MHz. *IEEE Trans. Biomed. Eng., 56*, 2083–2094.
71. Xu, L., Meng, M. Q. H., Ren, H., & Chan, Y., (2009b). Radiation characteristics of ingestible wireless devices in human intestine following radiofrequency exposure at 430, 800, 1200, and 2400 MHz. *IEEE Trans Antennas Propag., 57*, 2418–2428.

缩略语

ACPA	孔径耦合贴片天线
ADC	模数转换器
AM	调幅
AR	轴比
ASA	环形缝隙天线
BR	分支
CAD	计算机辅助检测
CP	圆极化
CPW	共面波导
CT	计算机断层成像
DBS	直播服务
DFR	变换重建技术
DG	分集增益
DGS	缺陷地面结构
DoA	到达方向
DSP	数字信号处理器
DSRR	双开口环谐振器
DT	决策树
EBG	电磁带隙
ECC	电子通讯委员会
EEG	脑电图

EM	电磁
FCC	联邦通信委员会
FN	假阴性
FP	假阳性
FSS	频率选择表面
GB	梯度增强
GERD	胃肠道反流病
GI	胃肠道
GSGSG	接地–信号–接地–信号–接地
ICTs	信息和通信技术
INAIL	国家工伤事故保险研究所
IOMT	医疗物联网
IoT	物联网
ISM	工业、科学和医疗
KHARE	Kinect 全息眼镜辅助康复体验
KNN	K 最近邻
L	等级
LCP	液晶聚合物
LHCP	左旋圆极化
LOC	代码行
MDP	度量数据程序
MICS	医疗植入物通信系统
MIMO	多输入多输出
ML	机器学习
MRI	磁共振成像
MSP	医疗信号处理
PBG	光子带隙
PDMS	聚二甲基硅氧烷

PIFA	平面倒 F 天线
PZT	锆钛酸铅
RBF	径向基函数
RF	随机森林
RFI	射频干扰
RHCP	右手圆极化
SAR	比吸收率
SFPP	软件故障易发性预测
SRR	开环谐振器
sSRR	对称开环谐振器
SVM	支持向量机
TN	真阴性
TP	真阳性
UHF	超高频
UWB	超宽带
WBAN	无线体域网
WiMAX	全球微波接入互操作性
WLAN	无线局域网
WMTS	无线医疗遥测服务
WPAN	无线个域网
ZOR	零阶共振

索 引

α-淀粉酶应力生物标志物，68

A

Adaboost 算法，96
安全性，5
凹点，191
凹性，191

B

Barrett 食管，154
八木宇田天线，105
半监督学习，183
半径，191
比吸收率，43, 51, 207
变量矩阵，187
便携式个人辅助，116
标准决策边界，76
表面贴片，160
玻璃陶瓷，206

C

CST Gustav 人体模型，41
测试数据集，195
插槽天线，21, 25, 29
差分电路，50
差分馈电双频天线，49
超材料，56
超高频，21

超平面，76, 187
超声，133
程序级别，75, 95
传感器，8, 11, 20
传感设备，4
传感响应，70
传输窗口，31
磁导率，56
磁共振成像，126
磁共振重建技术，127
从 JM1 数据集获得的单类支持向量机，96

D

大数据，5
代价函数，185
代码行，75, 80, 95
带宽，202
带弯曲槽插槽天线，25
单层皮肤模体，37
单层头皮模型，42
单极子天线，105
单元结构缺陷地面结构，61
导体背衬平面，160
倒 L 天线，44
递归神经区域模型，79
电磁带隙，204
电磁带隙结构，34

电磁辐射，207
电磁体线圈，126
电导率，207
电感，59，60
电感元件，34
电抗近场区，201
电容，59
电容加载圆极化天线，37
电小天线，211
电学性能，56
电源，8，21
电子带隙，61
电子特性，203
电子药片，150
电子药丸，147
电子元器件，114
电子植入物，6
定向平面倒F天线，203
定制药物，77
动态验证码，13
对称度，191
对称开口谐振环，68
多层共面波导馈电天线，40
多层贴片天线，41
多普勒成像，137
多普勒效应，137

E

二甲基硅氧烷，115
二维扫描技术，135

F

F-score 特征子集，83
法兰绒纺织材料基板，109
反射系数，49，201，202，204
方向性，201

方形开口谐振环，69
防病毒软件，13
仿真结构，62，70
仿真 S 参数，62
纺织阵列，31
非对称开口谐振环，68
非谐振超材料，57
分类算法，189
分形维数，191
分支计数，75，95
幅值，188
辐射近场（Fresnel）区域，201
辐射贴片，160
负零阶共振，45
腹腔镜检查，141

G

GSGSG 垫，30
GUI 图像界面，194
Gustav 人体模型，37
概率神经网络，79
肝素，64
感兴趣区，126
感应装置，8
高分辨率成像，38
高级加密标准，13
高介电常数衬底层，44
高频传输技术，208
高斯核函数，189
高维困难，76
给药模型，152
工作频率，202
共面波导馈电天线，29
固有要素，13
故障恢复，13
冠状动脉疾病，129

光子带隙, 61
过度拟合数据, 186

H

Health patch MD, 10
HFSS 模拟器, 41
Holter 监护仪, 10
海岸线近似, 191
黑客攻击, 11
互联网数据中心, 2
环路圆极化天线, 37
环形天线, 29
环氧树脂, 56
换能器探头, 133
回波损耗, 43, 165
混合穷举搜索, 79

J

JM1 数据集, 86
机器学习, 2, 5, 80, 181, 183
肌肉仿真液, 41
机械特性, 203
基底辐射圆极化天线, 39
基尼杂质, 185
基尼指数, 185
极端随机树, 96
疾病识别与诊断, 77
加缝/槽的方形和圆形贴片天线, 105
加密, 5
假阳性, 86, 192
假阴性, 86, 98, 192
间隙电容 C, 58
碱性成纤维细胞生长因子 2, 64
交叉验证, 90
交互性, 14
截断微带天线, 105

截止谐振频率, 69
介电常数, 56
介电基板/衬板, 206
紧凑度, 191
精确率, 91
径向基函数, 76
径向基函数核, 78
矩形狭缝, 161
聚对二甲苯沉积涂层, 64
聚二甲基硅氧烷, 28
聚四氟乙烯片, 48
聚碳酸酯, 45
决策树, 181, 185, 192
决策树（DT）算法, 185
绝缘材料, 21, 113

K

K-近邻, 189, 192
K-近邻模型, 181
K 最邻近算法, 96
KNN 算法, 189
开放式插槽馈电天线, 23
开口处电容, 60
开口金属环, 63
开口谐振环, 55, 57, 160
可穿戴八木阵列天线, 110
可穿戴设备, 4, 10
可穿戴式传感器, 106
可穿戴式传感设备, 2
可穿戴式天线, 106
可穿戴式天线/传感器, 105
可穿戴天线, 199, 200, 202
可扩展性, 14
可摄入天线, 199, 200, 208
可吞咽胶囊内窥镜系统, 209
可植入天线, 199, 200, 205

克罗恩病, 154
宽带圆极化天线, 40
宽轴向比, 41
宽轴向比圆极化天线, 41
馈电, 203
溃疡性结肠炎, 154

L

LC 谐振回路, 57
喇叭天线, 105
立体螺旋天线, 105
临床试验与研究, 77
零阶共振（ZOR）天线, 44
留出法, 90
鲁棒性, 39
氯化聚乙烯, 110
滤波器, 61

M

MICS 波段, 45
ML 模型, 184
ML 算法, 184
脉搏血氧仪, 9
密码学, 5
面积, 191
模拟退火策略, 79
模数转换器, 33, 124
默认密码, 12

N

脑电波测量耳机, 11
脑电图, 143
脑电图冥想耳机, 11
脑血管造影, 132
年长者照护, 116
牛仔布材料, 34

O

欧洲可穿戴医疗系统, 32
偶极子, 106
偶极子天线, 21, 22, 27, 29, 30, 105

P

python 语言, 194
批量学习, 183
皮肤仿真凝胶, 25
皮肤模体, 30
皮质醇, 68
频带, 159
频率响应, 71
频移, 71
平滑性, 191
平均值, 191
平面倒 F 天线, 25, 29, 106
平面倒 F 天线结构, 40
平面螺旋天线, 105

Q

强化学习, 183
轻便型医疗设备, 9
权值, 188
权值常数, 188
缺陷地面结构, 24, 61
缺陷地面结构开口谐振环, 61

R

RSA 加密, 13
RLC 模型, 63
Rogers 3010 线路板, 206
Rohacell 泡沫, 35
人工耳蜗植入, 38
人体皮肤组织模型, 43
人体组织样本, 21

柔性材料，33
柔性可穿戴式 PIFA 天线，107
柔性天线，45
乳腺 X 线检查，139
入侵防御软件，13
入射电压，201

S

Sarthe 横截面图，45
sci-kit 乳腺癌学习库，191
SmartPill 运动测试系统，154
三层圆柱形模型，28
三层组织模型，42
三维超声，136
三维断层扫描，140
三维乳腺 X 线摄影，140
三轴加速计，10
熵，185
设计问题，14
神经血管造影，130
神经信号记录，38
生命 T 恤，32
生物传感器，10, 66, 114
生物特征，13
生物医学信号，123
生物植入式螺旋 3D 天线，115
生物致动器，114
时域有限差分法，209
输入阻抗，201, 202
树脂玻璃，48
数据存储，11
数据存储和分析芯片，9
数据管理，13
数据加密标准，13
数据矩阵，187
数据挖掘，2

数据隐私，5
数据预处理，184
数字乳腺 X 线摄影，140
数字图像处理系统，124
数字信号，124
双开口谐振环，66
双模式（加热/辐射测量）天线，47
双模天线，48
双弯曲贴片，44
双心室起搏器，10
随机森林，96

T

特氟隆，206
特征选择，80
梯度提升决策树，96
天线方向图，201
天线分集，204
天线使用环境，21
天线阵列，21, 22, 31
天线周围的电磁辐射场，201
通信，9
通信协议，5, 12
铜射频扼流器，48
凸起，160
图像分析，125
图像合成，125
图像压缩，125
图像质量，134

W

外周血管造影，130
弯曲偶极子天线，25
网络安全，5
网络犯罪，12
微波辐射测量，47

微带馈电纺织天线，110
微带天线，25
微带贴片，106
微带贴片天线，105
微带贴片天线阵列，31
微型控制器，11
唯一操作数，75，96
位置传感器，11
胃肠道反流病，154
Weka 智能冰箱，4
温度传感器，117
纹理，191
无创脑电图，143
无监督学习，183
无线监护系统，104
无线生物医学传感技术，200
无线胶囊内窥镜系统，209
无线药丸，150
无线医疗遥测服务（WMTS）领域，202
无线植入式系统，20
物联网，1，2，5，104
误差，191

X

狭缝，165
线偏振辐射，165
陷波带，159，163
陷波带宽，174
胶囊内窥镜，150
谐振超材料，57
谐振频率，37，59
血管造影术，129
血糖监测仪，9
血糖图表，9
血压传感器，117

血压监测仪，9
心电图电极，10
心血管设备，10
芯片上植入式偶极子天线，29
新型小型天线，159
信道建模，208，210
信道衰减，204
信号处理，123
信息增益，185
训练集，191，192，195

Y

压电（压力电）效应，133
氧化铝陶瓷，206
药物发现与医学，77
液晶负载，38
液晶聚合物（LCP）基板，31
胰岛素笔，10
移动计算，5
异常值分析，14
异向介质超材料，56
医疗聊天机器人，194
医疗物联网，2
医学信号处理，123
抑制频带，69
疫情预测，77
音频视频数据传输，7
音频组件，11
引导算法聚集，96
印刷螺旋，106
荧光血管造影，130
应用程序，126
应用 CMOS 技术的偶极子天线，30
用户友好，195
有监督的学习，183
有效介电常数，60

右旋圆极化，165
右圆极化，38
圆极化天线，21, 23, 36, 60
圆极化波，174
圆极化贴片天线，29
圆极化轴比，174
圆形缝隙，161
圆形开口谐振环的谐振频率，69
圆柱体肌肉模型，42
远场（Fraunhofer）区域，201
远程监护，8
远程健康，8
远程手术，8
远程医疗，2, 7, 116
远程医疗辅助系统，32
云计算，5

Z

在线学习，183
增益，27, 43
占有要素，13
召回率，91
折叠槽偶极子天线，28, 30
折叠单极子，44
折叠偶极子，106
折叠偶极子天线，115
折叠平面倒置F天线，44
真阳性，86, 192
真阴性，86, 192
整流天线，103, 104

支持向量机，75, 181, 186, 192
支持向量机核函数，188
知识要素，12
质量特征选择，80
植入式传感器，112
植入式生物医学天线，19
植入式生物医学装置，19
植入式天线，20, 112
植入式心律转复除颤器，10
植入天线，20
指纹，13
智能衬衫，32
智能哮喘管理，10
智能胶囊，150
智能小配件，116
智能药丸，150
智能隐形眼镜，10
智能姿势矫正器，11
周长，191
周期性缺陷地面结构，61
装袋算法，96
锥形槽，203
准确率，90
子集选择，80
自动安全更新，13
自适应系统，195
阻抗匹配度，30
最差值，191
左旋圆极化，165
左圆极化，38